get it 轻知

家庭养生

食疗方＋推拿＋用药

杨力 编著

中国轻工业出版社

图书在版编目（CIP）数据

家庭养生食疗方＋推拿＋用药 / 杨力编著．-- 北京：中国轻工业出版社，2025.5. -- ISBN 978-7-5184-5468-6

Ⅰ. R212；R247.1；R452

中国国家版本馆 CIP 数据核字第 2025B8S937 号

责任编辑：赵　洁　　　责任终审：高惠京　　　设计制作：悦然生活
策划编辑：付　佳　赵　洁　　　责任校对：朱　慧　朱燕春　　　责任监印：张京华

出版发行：中国轻工业出版社（北京鲁谷东街 5 号，邮编：100040）
印　　刷：北京博海升彩色印刷有限公司
经　　销：各地新华书店
版　　次：2025 年 5 月第 1 版第 1 次印刷
开　　本：710 × 1000　1/16　印张：11.5
字　　数：200 千字
书　　号：ISBN 978-7-5184-5468-6　定价：58.00 元
邮购电话：010-85119873
发行电话：010-85119832　010-85119912
网　　址：http://www.chlip.com.cn
Email：club@chlip.com.cn

232175S2X101ZBW

序言

家庭是社会的最小单位，每个家庭的健康都关乎整个社会的正常运转。所以，做好家庭养生十分重要。

本书围绕家庭里男女老少常见的健康问题，给出了合理的食疗、推拿、用药方，为家庭养生提供参考。

本书选择的食疗方多出自中医传统古籍，如《本草纲目》《神农本草经》《金匮要略》《老老恒言》《傅青主女科》等，中成药多出自《汤头歌诀》、《中医方剂学》（李冀、左铮云主编）、《中成药学》（张金莲、陈军主编）、《中国药典》等传统古籍或权威教材及中医药工具书，确保安全有效。希望这本书能给每位读者在家庭养生中提供帮助，呵护全家人的健康。

最后，祝 14 亿中国人健康长寿！

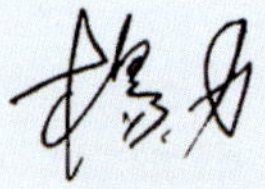

温馨提示

书中列举的中成药方，仅供读者参考，需要在专业医师的指导下，遵医嘱使用，不可盲目用药。尤其是孕妇、儿童、高龄老人、药物过敏者、慢性病患者等，用药更需谨慎。

图解8种药食同源食物

枸杞子

补肾益精 养肝明目

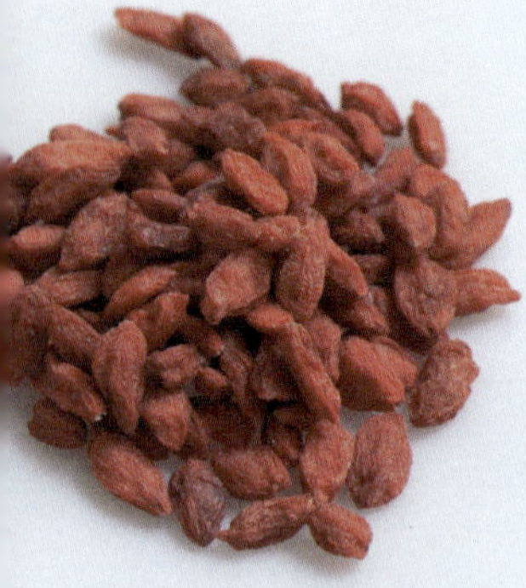

【性味】性平，味甘。

【归经】归肝、肾经。

【功效】补肾益精，养肝明目，补血安神。可改善肝肾阴亏、腰膝酸软、头晕目眩、虚劳咳嗽等。

【黄金搭配】枸杞子 + 红枣

枸杞子 + 菊花

茯苓

利水渗湿 宁心健脾

【性味】性平，味甘、淡。

【归经】归心、脾、肺、肾经。

【功效】渗湿利水，健脾和胃，宁心安神。可调理小便不利、水肿胀满、痰饮咳逆、泄泻、失眠、惊悸等。

【黄金搭配】茯苓 + 人参

茯苓 + 山药

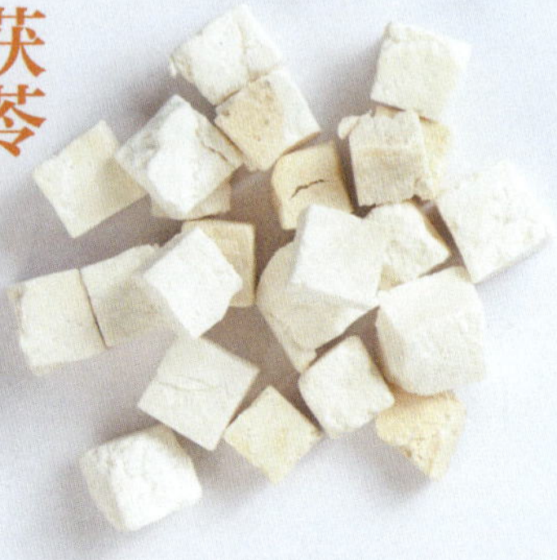

山药

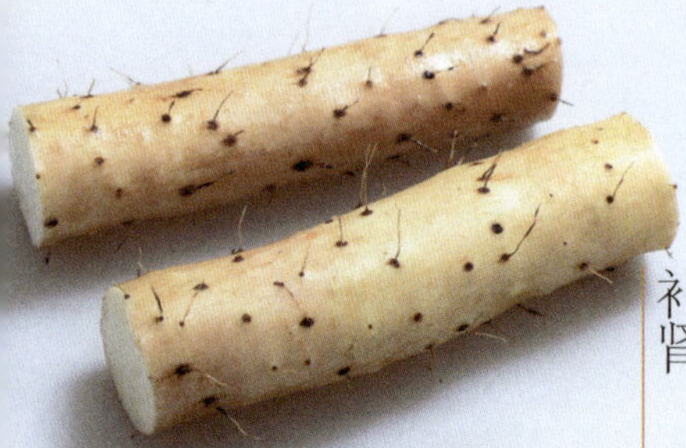

健脾益肺 补肾

【性味】性平，味甘。

【归经】归肺、脾、肾经。

【功效】健脾益肺，补肾涩精。可调理脾虚食少、久泻、虚劳咳嗽、遗精等。

【黄金搭配】山药 + 糯米

山药 + 牛肉

莲子

补脾止泻 益肾养心

【性味】性平，味甘、涩。

【归经】归脾、肾、心经。

【功效】补脾止泻，益肾涩精，养心安神。可调理脾虚久泻、遗精带下、心悸失眠等。

【黄金搭配】莲子 + 百合

莲子 + 银耳

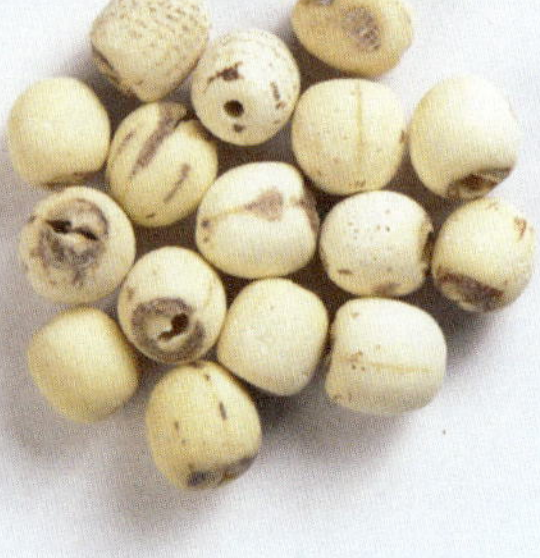

菊花

平肝明目
清热解毒

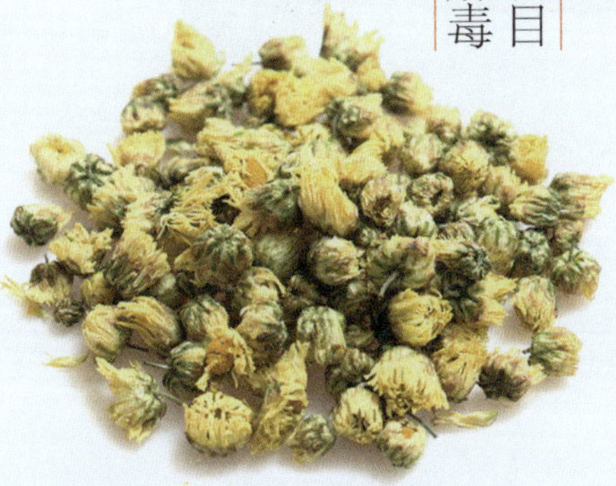

【性味】性微寒，味甘、苦。

【归经】归肺、肝经。

【功效】疏风清热，解毒消肿，平肝明目。可用于改善风热感冒、头痛眩晕、目赤肿痛等。

【黄金搭配】菊花 + 枸杞子
菊花 + 决明子

山楂

消食化积
活血散瘀

【性味】性微温，味酸、甘。

【归经】归脾、胃、肝经。

【功效】健胃消食，化滞消积，活血散瘀。可用于改善肉积、胃胀、泻痢、小儿乳食积滞等。

【黄金搭配】山楂 + 苹果
山楂 + 牛肉

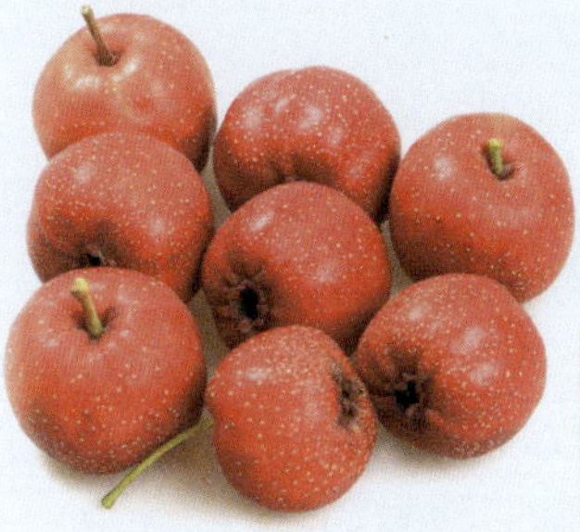

桂圆

补益心脾
养血安神

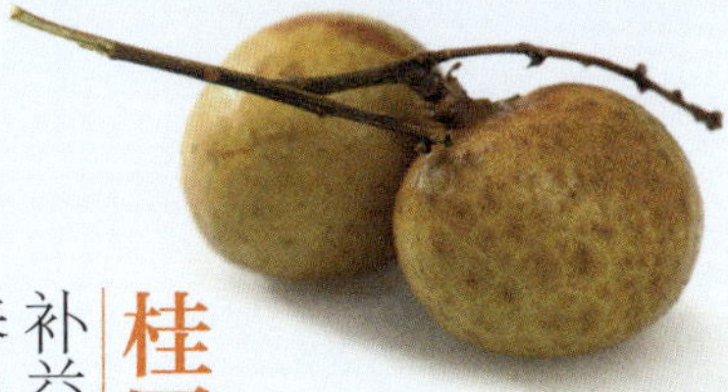

【性味】性温，味甘。

【归经】归心、脾经。

【功效】补益心脾，养血安神。可用于改善失眠多梦、心悸怔忡、烦躁不安、血虚等。

【黄金搭配】桂圆 + 红枣
桂圆 + 百合

百合

润肺止咳
清心安神

【性味】性寒，味甘。

【归经】归心、肺经。

【功效】养阴润肺，清心安神。可调理阴虚咳嗽、失眠多梦、虚烦惊悸等。

【黄金搭配】百合 + 雪梨
百合 + 莲子

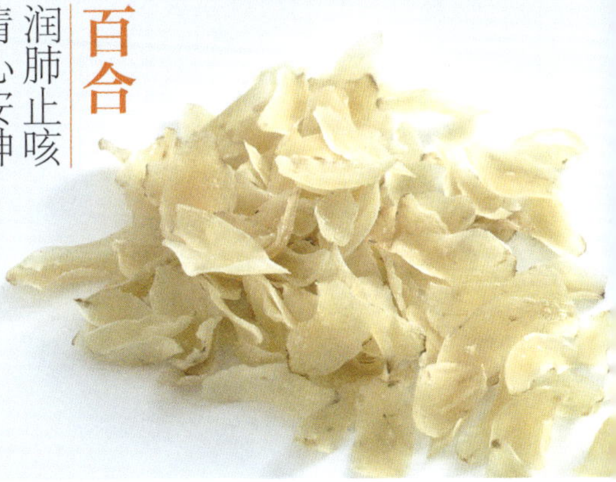

合谷穴

头面痛症要穴

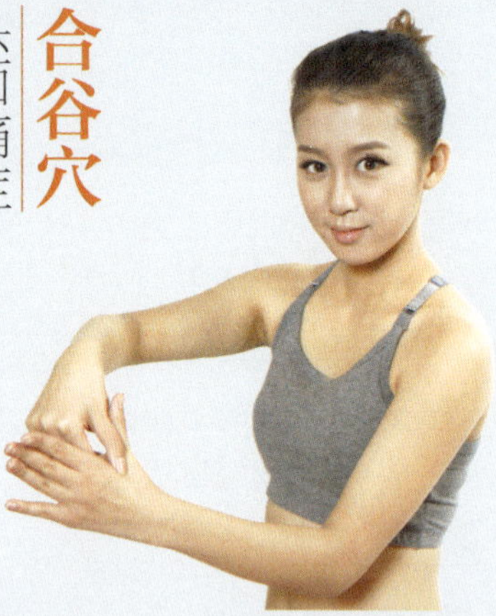

【取穴】在手背，第1、2掌骨之间，约平第2掌骨中点处。

【操作】以拇指与食指相对，食指置于掌心，拇指指端置于合谷穴，按压1~2分钟。

【功效】发汗解表，祛风止痛。主治头面部不适、发热、目赤肿痛、咽喉肿痛等。

大椎穴

天然『退烧药』

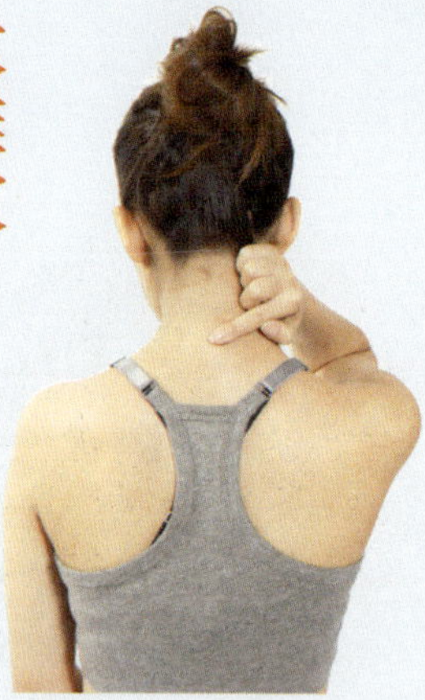

【取穴】在颈后部，第7颈椎棘突下凹陷中。

【操作】用食指指腹按揉大椎穴1~3分钟。

【功效】解表退热，温经活络。主治感冒发热、手足怕冷、颈椎病等。

命门穴

补肾固本 强壮体质

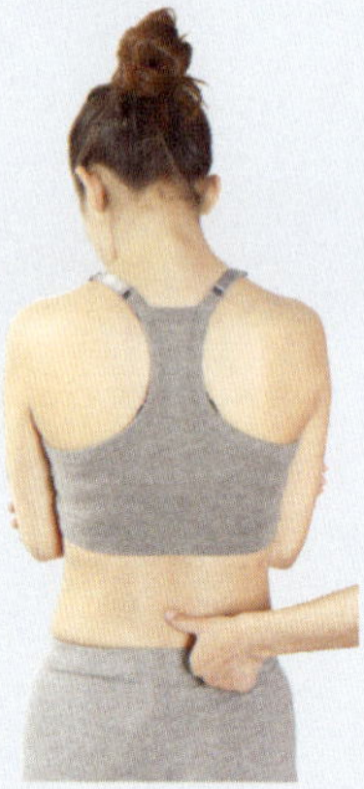

【取穴】在腰部，后正中线上，第2腰椎棘突下凹陷中。

【操作】用拇指指腹按揉命门穴1~2分钟。

【功效】温肾壮阳。主治肾阳虚衰、腰膝酸冷、月经不调、遗精、小便频数、浑身乏力等。

涌泉穴

强身健体 抗衰老

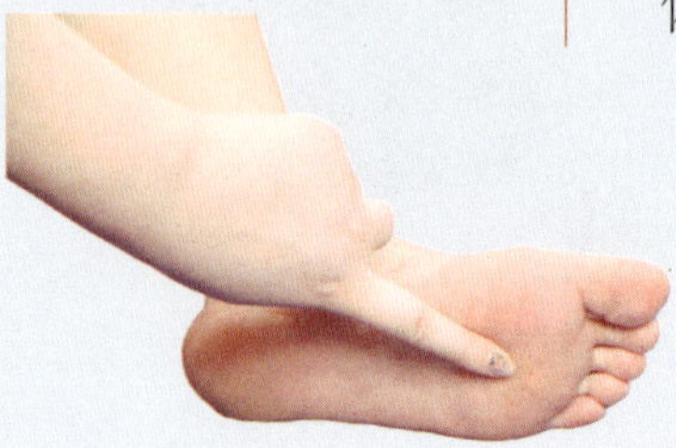

【取穴】在足底，屈足卷趾时足前部凹陷处。

【操作】用食指指腹按揉涌泉穴1~3分钟。

【功效】开窍醒神，宁心安神。主治昏厥、头痛、失眠、眩晕等。

图解8大养生防病穴位

百会穴

培补阳气
预防头病

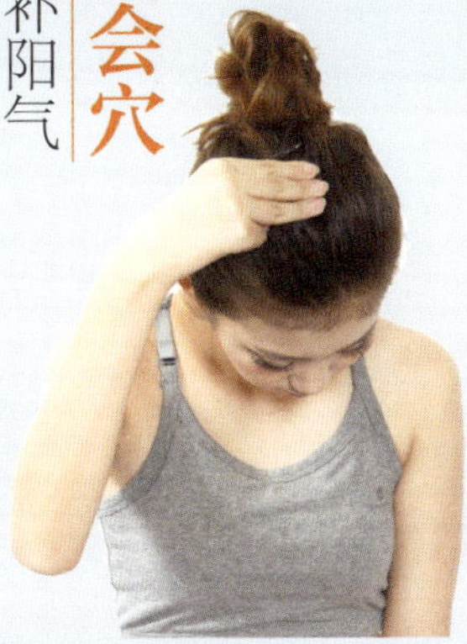

【取穴】在头部正中线上，前发际正中直上5寸。

【操作】食、中、无名三指并拢，用指腹按揉百会穴1~3分钟。

【功效】开窍醒脑，安神定志。主治头痛、眩晕、头重脚轻、失眠、健忘等。

风池穴

疏散风邪
预防感冒

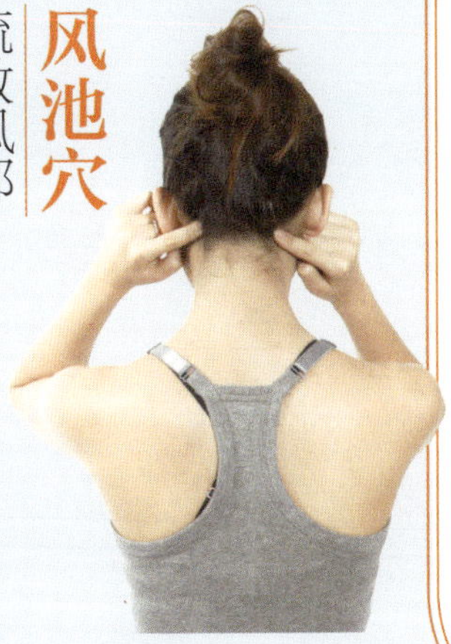

【取穴】在颈后，枕骨之下，胸锁乳突肌上端与斜方肌上端之间的凹陷处。

【操作】用双手食指指腹按压两侧风池穴1~3分钟。

【功效】疏散风邪，提神健脑。主治感冒、头痛、颈项强痛、目赤肿痛等。

神阙穴

培元固本
强健身体

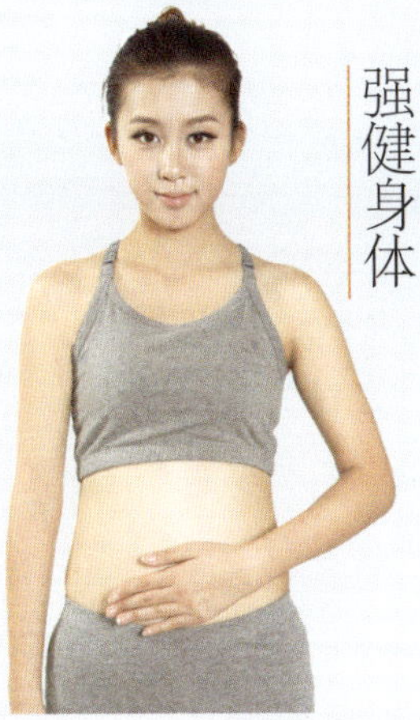

【取穴】人体肚脐正中。

【操作】用掌心按揉神阙穴1~3分钟。

【功效】培元固本，回阳救逆。主治水肿、腹痛腹泻、虚脱等。

足三里穴

强健脾胃
增强免疫力

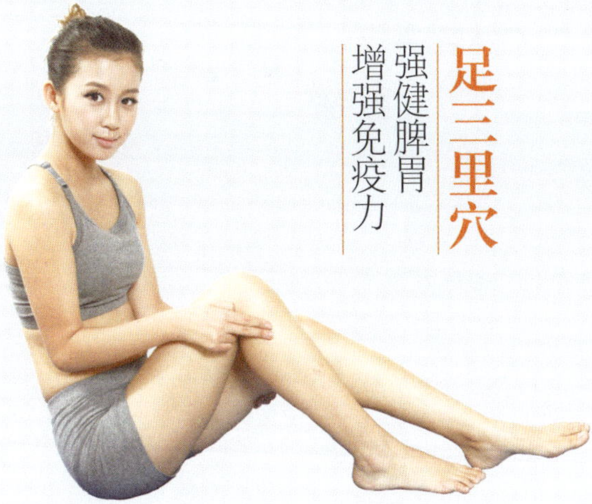

【取穴】在小腿外侧，外膝眼下3寸，距胫骨前嵴约一横指。

【操作】食、中二指并拢，用指腹按揉足三里穴1~3分钟。

【功效】健脾和胃，调畅气机。主治消化系统的常见病。

目 录

PART 1 保养五脏享健康

PART 2 四季调养少生病

PART 3 小病小痛自己调

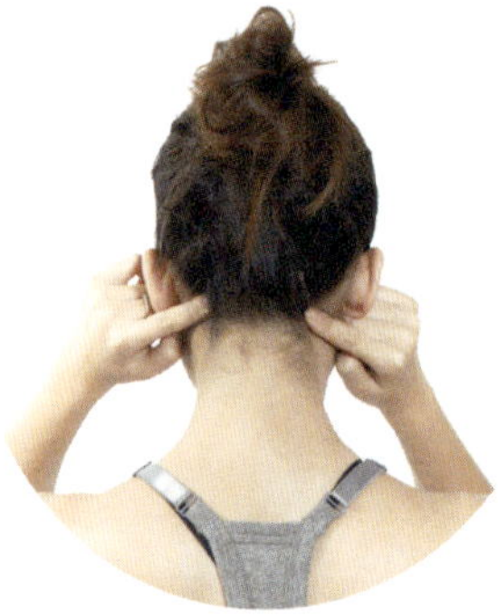

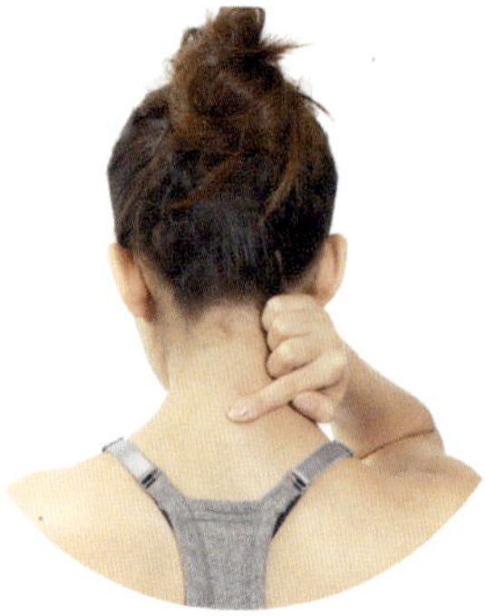

PART 4 调理慢病防大病

PART

5 护肤瘦身靓容颜

PART 6 女性健康勤呵护

PART 7 男性问题有妙招

PART 9 养护老人享长寿

PART 1

保养五脏享健康

补肾强体 肾不虚，病不找

中医认为，肾为先天之本，对维持人体筋骨、身体强壮有重要作用。肾主精，人体的先天之精源于父母，后天之精是脾胃化生水谷精微所得，用于生长、发育、生殖。因此，养肾就是养命。

精选食疗方

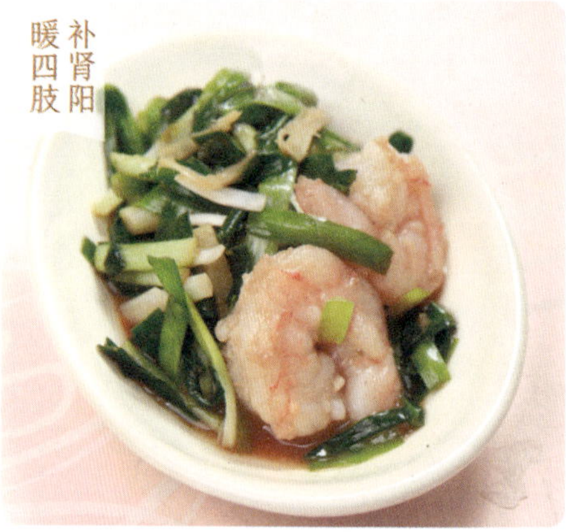

韭菜炒虾仁

材料 虾仁 300 克，嫩韭菜 150 克。

调料 香油、酱油、盐、料酒、葱花、姜丝各适量。

做法

❶ 虾仁洗净；韭菜洗净，切段。

❷ 炒锅放油烧热，下葱花、姜丝炝锅，放虾仁煸炒2~3分钟，加酱油、料酒、盐稍炒，放入韭菜段大火炒2分钟，滴上几滴香油即可。

功效 韭菜和虾仁搭配有助于温阳补肾，改善肾阳不足引起的四肢冰凉等。

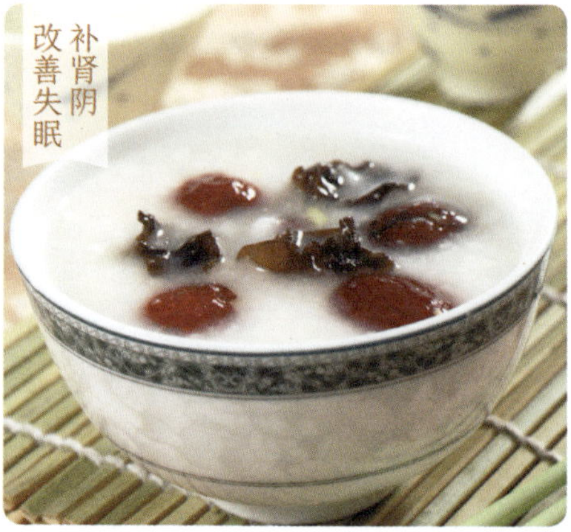

木耳粥

材料 大米 100 克，干木耳 10 克，红枣 4~5 枚。

做法

❶ 木耳泡软，洗净，撕小朵；红枣洗净，去核；大米洗净，用水浸泡 30 分钟。

❷ 锅内加适量清水烧开，加入红枣、木耳和大米，大火煮开后转小火，煮 40 分钟至软糯即可。

功效 滋补肾阴，用于调理肾阴不足引起的失眠、盗汗、耳鸣等。

注：本书食疗方用量均为 1~2 人份。

特效推拿方

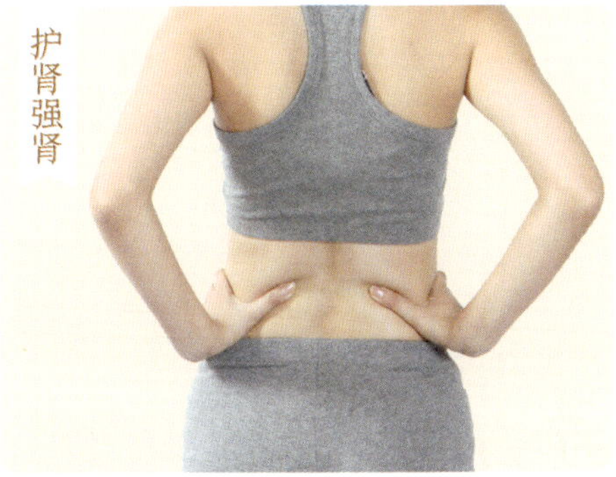

按揉肾俞穴

取穴 在腰部，第2腰椎棘突下，后正中线旁开1.5寸。左右各一。

方法 用双手拇指指腹按揉肾俞穴1～3分钟。

功效 护肾强腰。主治肾虚腰痛、腰膝酸软、阳痿遗精、肾不纳气，以及不育、月经不调等。

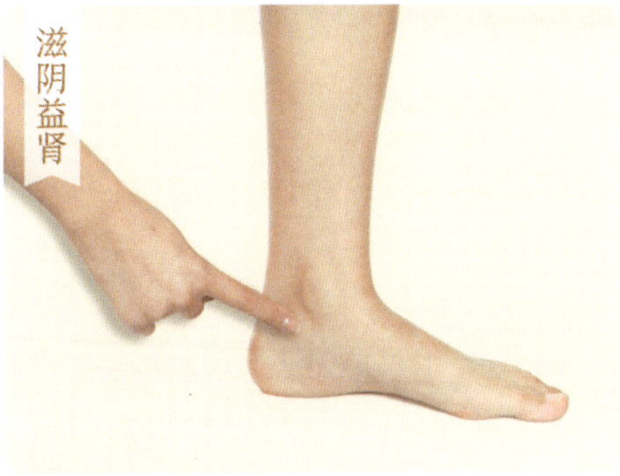

按揉太溪穴

取穴 位于足内侧，内踝骨与跟腱之间的凹陷处。

方法 用食指指腹按揉太溪穴3～5分钟，以有酸胀感为宜。

功效 滋阴降火，补肾培元。主治肾阴虚之腰酸、乏力、头晕目眩、咽干等。

居家用药方

金匮肾气丸

功效 温补肾阳，化气行水。

适用病证 用于肾虚水肿、腰膝酸软、小便不利、畏寒肢冷等。

使用禁忌 忌食生冷食物。

禁忌人群 孕妇慎用。

六味地黄丸

功效 滋阴补肾。

适用病证 用于肾阴亏虚引起的头晕耳鸣、腰膝酸软、盗汗遗精等。

使用禁忌 忌食辛辣的食物；感冒发热时不宜服用。

禁忌人群 肾阳虚者禁用。

杨力教授答疑

问 怎样辨清自己是肾阳虚，还是肾阴虚？

答 肾阳虚者通常会出现周身怕冷、手足不温、双下肢水肿等症状；肾阴虚者常出现潮热盗汗、头晕耳鸣、失眠等症状。

健脾消食 脾好，消化好

脾是后天之本，气血生化之源。人体一切生命活动和脏腑功能均依靠气血推动，脾健康，则气血充沛，可以维持正常的生理功能，反之则会导致身体出现问题。

精选食疗方

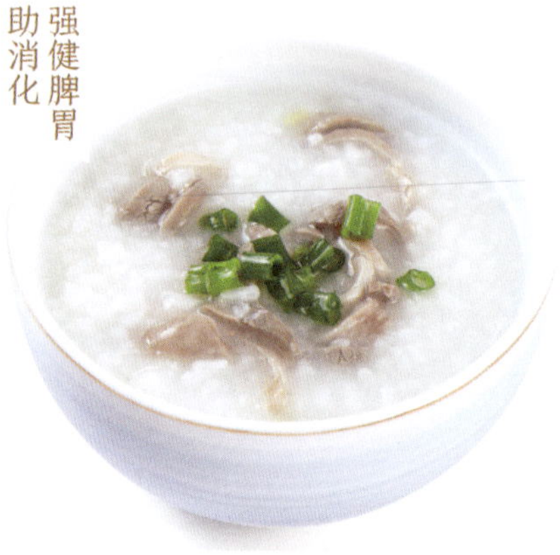

猪肚粥

材料 熟猪肚、大米各100克。

调料 葱花、姜末、盐各3克。

做法

1. 将熟猪肚切丝；将大米洗净，浸泡30分钟。
2. 锅内加适量清水，烧开后，将大米和猪肚一同放进锅中，煮至粥熟，放入葱花、姜末、盐，再煮一二沸即可。

功效 有健脾益气、养胃消食的功效。适用于脾胃气虚所致食欲不佳。

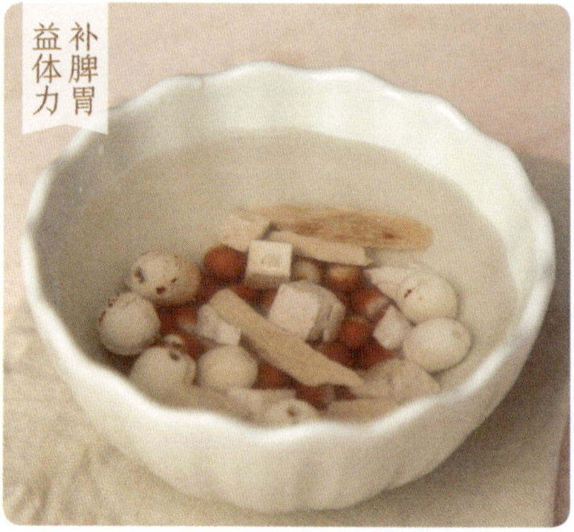

四神汤

材料 淮山药、茯苓各10克，芡实20克，莲子15克。

做法

1. 淮山药、茯苓、芡实、莲子分别洗净，控水后备用。
2. 将上述材料一起放入煮锅内，加适量清水，大火煮开后，小火慢煮30~40分钟即可。

功效 四种药材搭配有补脾健胃的功效。

特效推拿方

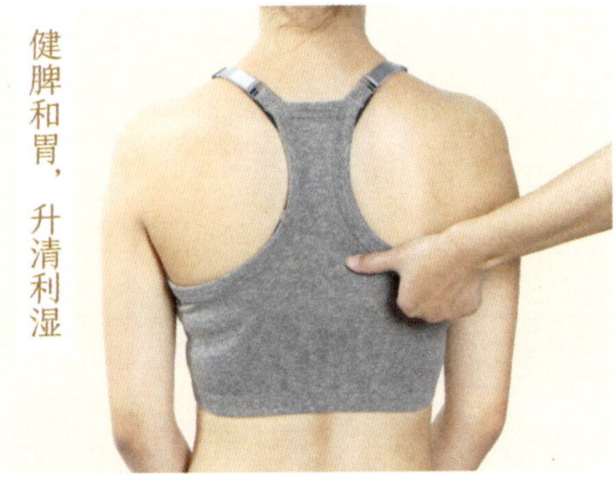

按揉脾俞穴

取穴 在背部，第 11 胸椎棘突下，后正中线旁开 1.5 寸。左右各一。

方法 用拇指按揉脾俞穴，每次 1～2分钟。

功效 健脾和胃，升清利湿。主治腹胀、胃痛、呕吐、泄泻、水肿等。

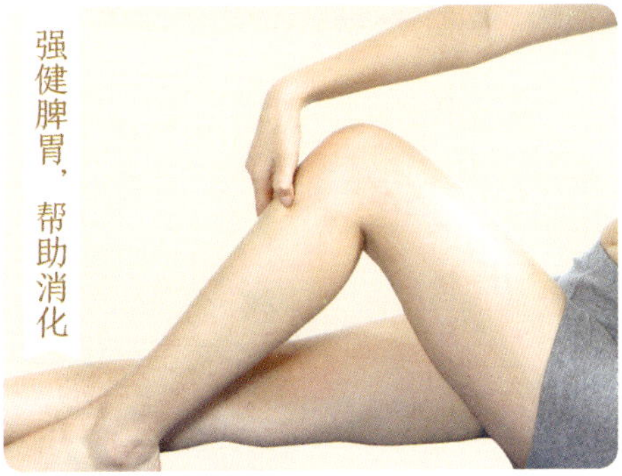

按压足三里穴

取穴 在小腿外侧，外膝眼下 3 寸，距胫骨前嵴约一横指。

方法 以拇指指腹垂直用力按压穴位，每日早晚两侧各按压1次，每次 1～3分钟。

功效 强健脾胃，帮助消化。主治消化系统常见病。

居家用药方

补中益气丸

功效 补中益气，升阳举陷。

适用病证 用于脾胃虚弱、中气下陷所致的体倦乏力、食少腹胀、便溏、久泻脱肛、子宫脱垂等。

使用禁忌 感冒发热期间不宜服用；不宜与黎芦或其制剂同时服用。

禁忌人群 暴饮暴食、脘腹胀满实证者慎用。

人参归脾丸

功效 健脾益气，补血养心。

适用病证 用于心脾两虚，气血不足导致的气短心悸、失眠多梦、头昏头晕、肢倦乏力、食欲缺乏等症。

使用禁忌 感冒发热时不宜服用。

禁忌人群 身体壮实不虚者慎用。

养心健脑 心脑不衰，健康长寿

在中医理论中，心与脑关系密切，心主血脉，血脉运行正常则脑有所养，神明清爽。心脏是人体生命活动的根本，具有推动血液运行、滋养全身的功能。脑主管精神意识和思维活动，对身体的各项功能发挥着调节作用。中医认为，心与脑强健与否，直接影响着人体的健康与寿命。

精选食疗方

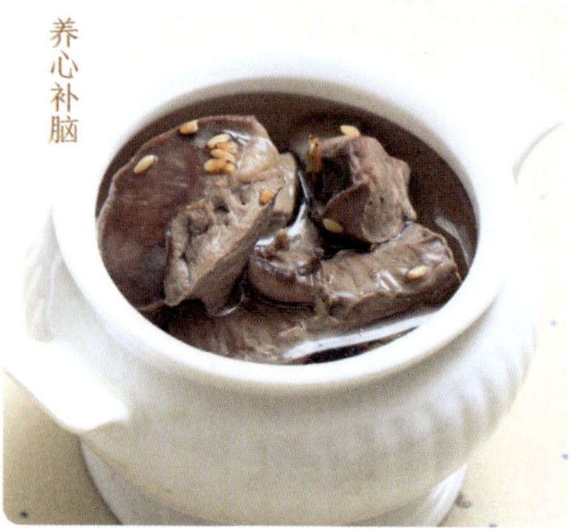

柏子仁猪心汤

材料 柏子仁10克，猪心1个。

调料 盐、料酒各适量。

做法

❶ 猪心、柏子仁洗净备用。

❷ 锅置于火上，放入所有材料和调料，加适量的水，用小火煮至猪心熟烂，喝汤吃猪心即可。

功效 有养心补脑、宁心安神的功效，可以改善心慌、失眠等症状。

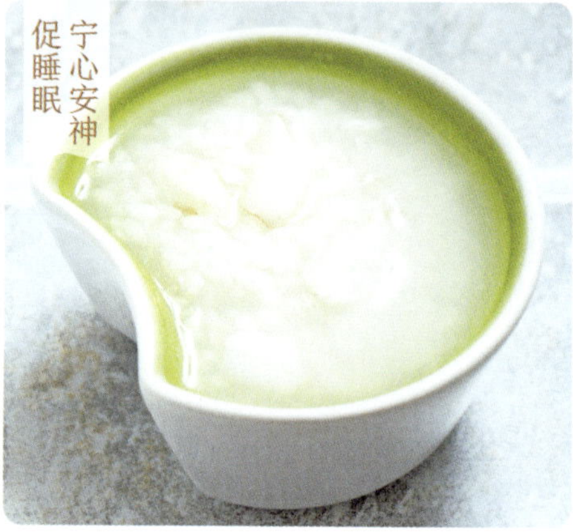

百合粥

材料 鲜百合15克，糯米50克。

调料 冰糖5克。

做法

❶ 将鲜百合剥皮洗净，掰片，与糯米（洗净后浸泡3小时）一同放入砂锅中煮粥。

❷ 煮至米烂粥稠，加冰糖即可。

功效 有养阴润肺、宁心安神的功效。可以促进睡眠，预防健忘。

特效推拿方

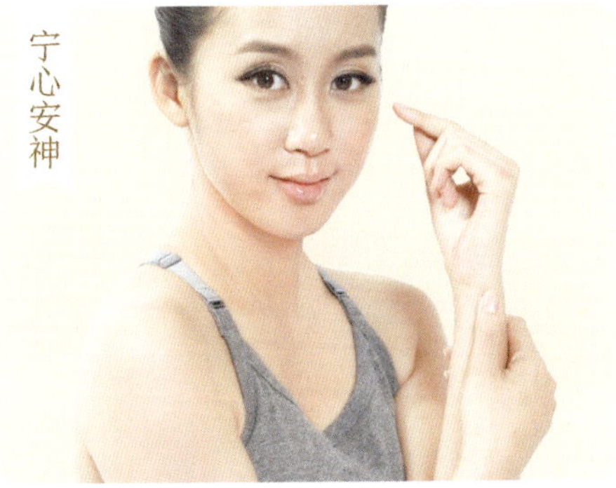

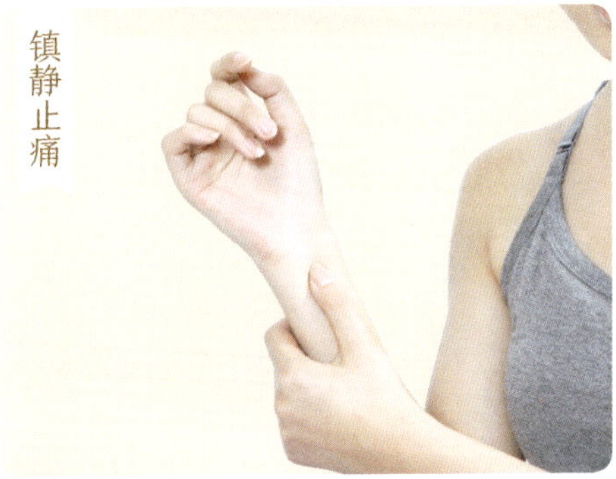

点按神门穴

取穴 手腕部靠近小指的一侧有一条突出的筋，其与腕横纹相交的内侧凹陷处。

方法 每天早晚用拇指尖垂直点按神门穴，每次3~5秒，可连续操作1~3分钟。

功效 通经活络，宁心安神。主治失眠、心慌、心烦、头痛等。

按揉内关穴

取穴 在前臂前区，手握拳屈腕，腕掌侧中间凸出的两筋之间，腕横纹上三指宽。

方法 用一只手的拇指，稍用力向下点压对侧手臂的内关穴，保持压力不变，旋转揉动，每次按揉1~3分钟。

功效 宁心安神，理气和胃，镇静止痛。主治胸闷、胸痛、心悸等。

居家用药方

柏子养心丸

功效 补气，养血，安神。

适用病证 用于心气虚寒，心悸易惊，失眠多梦，健忘。

使用禁忌 戒烟酒，忌食辛辣刺激及肥甘厚味之品。

禁忌人群 阴虚火旺或肝阳上亢者禁用。

安神补心丸

功效 养心安神。

适用病证 用于心血不足、虚火内扰所致的气短心悸、失眠多梦、头昏头晕、肢倦乏力等症。

使用禁忌 忌烟酒及辛辣、油腻食物。

禁忌人群 外感发热患者忌服。

补肺益气 肺好，少感冒

肺为娇脏，主一身之气，司呼吸，与外界相通，易受邪侵。肺气充足，卫外功能强，则不易感受外邪，故少感冒、少咳喘。日常宜调养肺气，避免寒凉，多食润肺之品，以增强肺的防御能力，保持健康。

精选食疗方

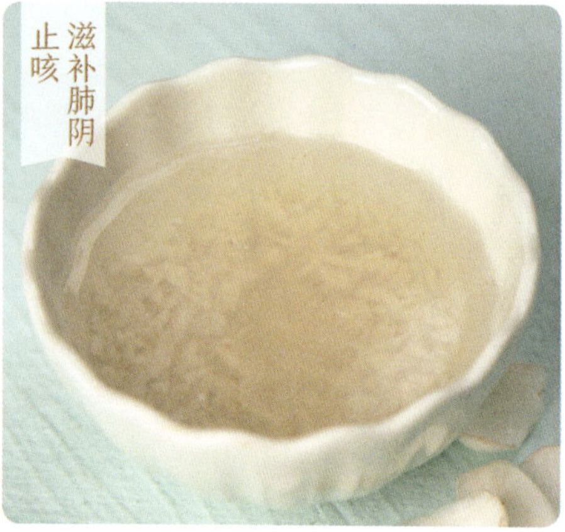

蜜蒸百合

材料 鲜百合 100 克。

调料 蜂蜜 30 克。

做法

1. 百合洗净切碎，加入蜂蜜搅拌均匀。
2. 将混合后的百合蜂蜜放入容器中，隔水蒸熟即可。

功效 可养阴润肺、清心安神。百合与蜂蜜搭配，润肺止咳效果更好。

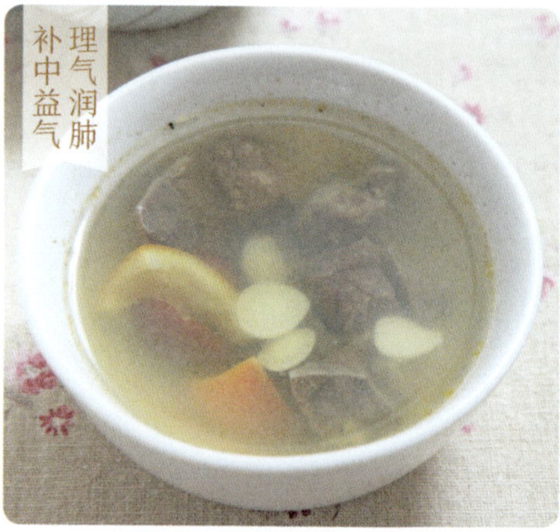

陈皮蜜枣猪肺汤

材料 猪肺1个，陈皮1片，蜜枣2枚，杏仁 10 克。

调料 盐适量。

做法

1. 蜜枣、陈皮洗净；杏仁去皮，洗净；猪肺洗净，切块。
2. 猪肺放到沸水中煮 5 分钟。
3. 汤锅中加入清水，用大火煮沸，放进所有材料，改用小火煲2小时，加少量盐调味即可。

功效 补中益气、润肺止咳。

特效推拿方

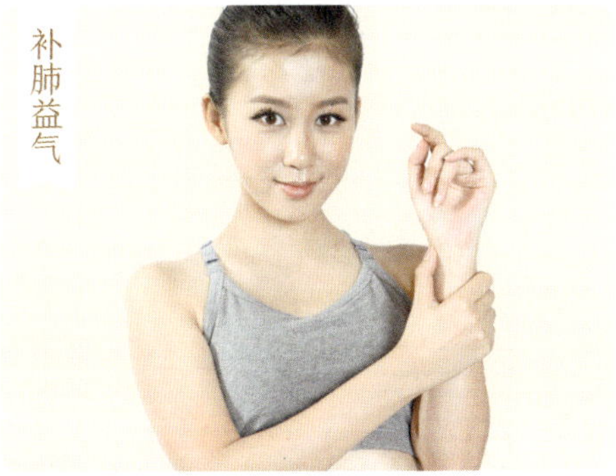

按揉太渊穴

取穴 在腕前区，腕横纹上桡动脉的桡侧凹陷中。

方法 用拇指指腹轻柔地按揉太渊穴 1～3 分钟，以有酸胀感为度。

功效 补肺益气，止咳化痰，舒筋活络。主治咳嗽、气喘、手腕无力疼痛等。

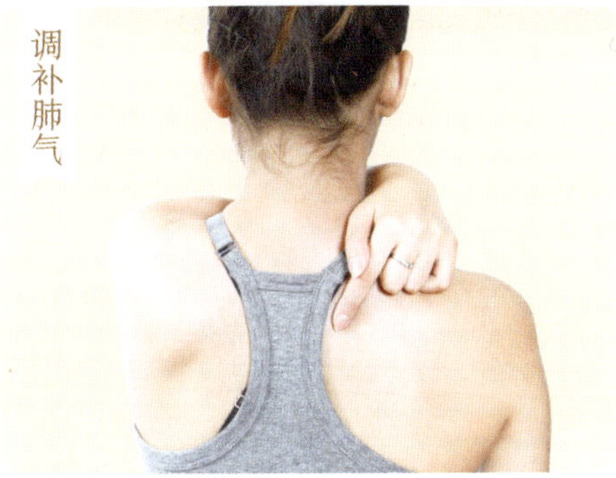

按揉肺俞穴

取穴 在背部，第 3 胸椎棘突下，后正中线旁开 1.5 寸。左右各一。

方法 可用两手拇指或食指轻轻按揉肺俞穴，每次 2 分钟。

功效 调补肺气，止咳平喘。主治咳嗽、肺炎、支气管炎、支气管哮喘等。

居家用药方

养阴清肺膏

功效 养阴润燥，清肺利咽。

适用病证 用于阴虚肺燥，咽喉干痛，干咳少痰。

使用禁忌 忌食辛辣、油腻食物。

禁忌人群 湿盛痰多之咳嗽者不宜使用；孕妇慎用。

川贝枇杷露

功效 清热宣肺，化痰止咳。

适用病证 用于外感风热引起的感冒咳嗽，症见咳嗽有痰、痰不易咳出、痰色黄。

使用禁忌 忌烟酒及辛辣、生冷、油腻食物。

禁忌人群 风寒所致咳嗽痰多者、糖尿病患者禁用。

养肝补血 气血足，一通百通

在中医理论中，肝气郁结，就容易胸闷憋气、后背疼痛、月经不调、痛经，还可能引发各种身体结节和肿瘤。因此，养肝血，调和情志，对健康至关重要。

精选食疗方

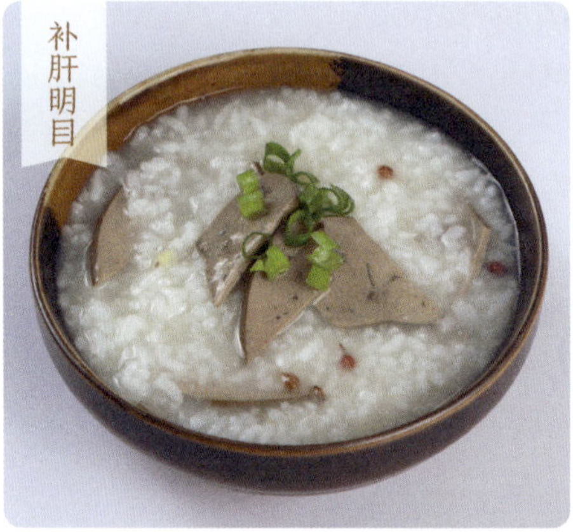

羊肝粥

材料 羊肝、大米各 100 克。

调料 葱花、姜末、花椒、盐各 2 克。

做法

1. 将羊肝洗净，切片；大米洗净，浸泡 30 分钟。
2. 锅中加水烧开，放大米煮软，再放入羊肝片煮 5 分钟。
3. 待羊肝煮熟，倒入葱花、姜末、花椒、盐，再煮一二沸即可。

功效 养血补肝明目。

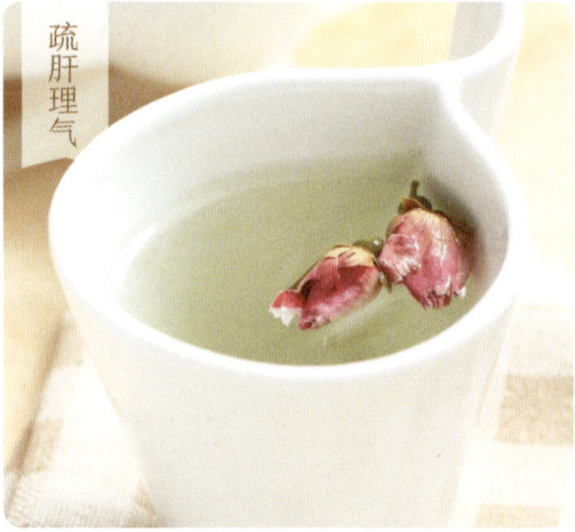

玫瑰花茶

材料 干玫瑰花蕾 5～6 朵或玫瑰花冠 2～3 朵。

调料 蜂蜜适量。

做法 在水杯或养生壶中放入玫瑰花，倒入沸水，加入蜂蜜，放置 5 分钟左右，待玫瑰花的香气微微飘出即可。

功效 经常喝玫瑰花茶，可以缓解疲劳、疏肝解郁。

特效推拿方

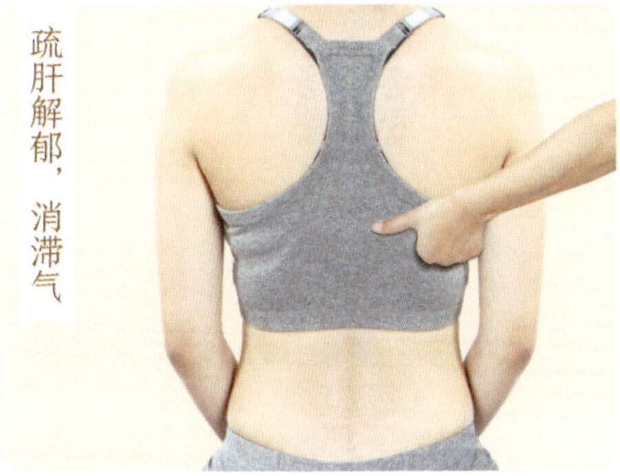

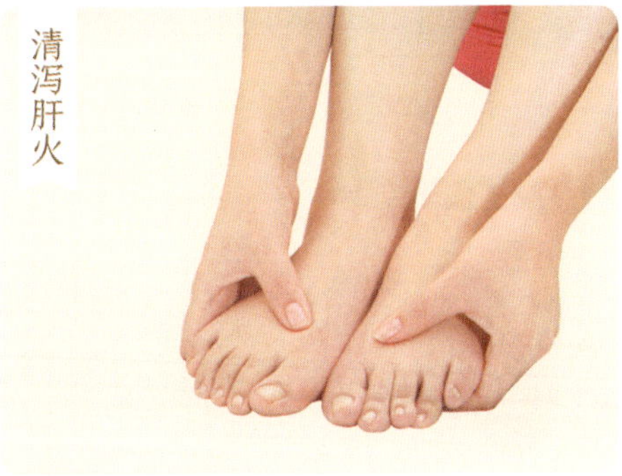

按压肝俞穴

取穴 在背部，第9胸椎棘突下，后正中线旁开1.5寸。左右各一。

方法 用拇指按压肝俞穴2分钟。

功效 疏肝理气，养血明目。主治胁痛、黄疸、眩晕、目赤痛、脊背痛等。

按揉太冲穴

取穴 在足背，在第1、2跖骨结合部前方凹陷中。

方法 用拇指指腹由下往上垂直按揉太冲穴1~3分钟。

功效 平肝泻火，疏肝理气。主治头痛、眩晕、目赤肿痛、口苦咽干等。

居家用药方

四逆散

功效 疏肝健脾，行气止痛。

适用病证 用于肝气郁结、阳气内郁、气机不疏，症见胁痛、腹痛、泄泻、四肢不温。

使用禁忌 服药期间切忌生气恼怒及劳累。

禁忌人群 肝阴亏虚胁痛者或寒厥所致四肢不温者慎用；孕妇慎用。

元胡止痛片

功效 理气，活血，止痛。

适用病证 用于气滞血瘀导致的胁痛、胃痛、头痛及痛经等。

使用禁忌 忌酒及辛辣、生冷、油腻食物。

禁忌人群 脾胃虚寒者慎用。

杨力教授答疑

问 如何应对肝血不足引发的失眠、乏力？

答 疏肝理气，养血安神。建议日常多摄入富含铁的食物，如猪肝、鸭血等，以补充肝血。可适量食用红枣、核桃、蜂蜜等具有安神作用的食物。同时，保持良好的作息习惯，避免熬夜。

五色食物养五脏

红色食物养心

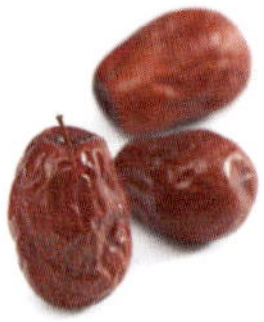

红色在五行中属火，对应人体的心。红色食物多具有活血化瘀、补心益气的作用。比如红枣，对养护心脏有益，有养心安神的功效。

黄色食物养脾

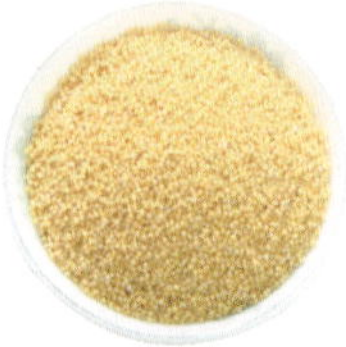

黄色在五行中属土，对应人体的脾。黄色食物多具有健脾养胃、益气化湿的作用。比如小米，性凉、味甘咸，入肾、脾、胃经，有补益脾胃、和中益肾的作用。

绿色食物养肝

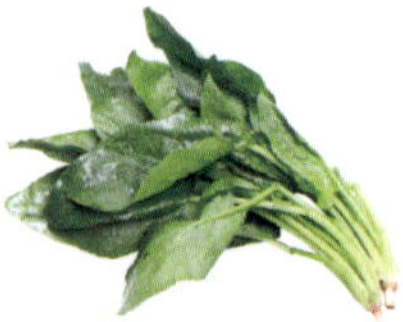

绿色在五行中属木，对应人体的肝。绿色食物多具有疏肝理气、清肝明目等作用。比如菠菜，性凉、味甘，归肝、胃、大肠经，有养肝明目、通利肠胃等功效。

白色食物养肺

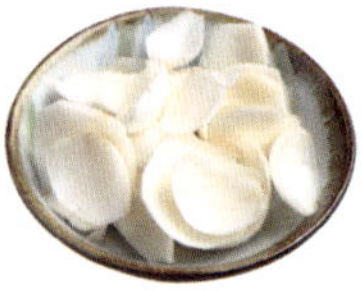

白色在五行中属金，对应人体的肺。白色食物多具有润肺止咳、养阴生津的作用。比如百合，性微寒、味甘，归肺、心经，有润肺止咳、清心安神的功效。

黑色食物养肾

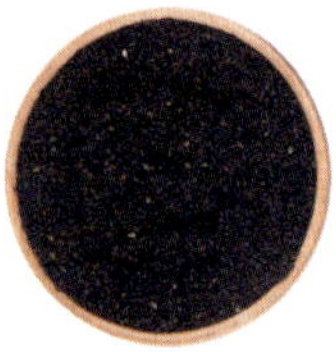

黑色在五行中属水，对应人体的肾。黑色食物多具有补肾固精、滋阴壮阳的作用。比如黑芝麻，性平、味甘，归肝、肾、大肠经，有补肝肾、益精血、润肠燥等功效。

PART

2

四季调养少生病

春季养生 不上火是第一要务

春季，万物复苏，生机盎然，是人体阳气生发的季节，人容易出现“上火”的现象。因此，春季养生，关键在于平衡阴阳，当阳气升发过度时可适当清热，防止“上火”。另外，春季多风，气候多变、乍暖还寒，还要注意避寒、预防风邪侵扰。

精选食疗方

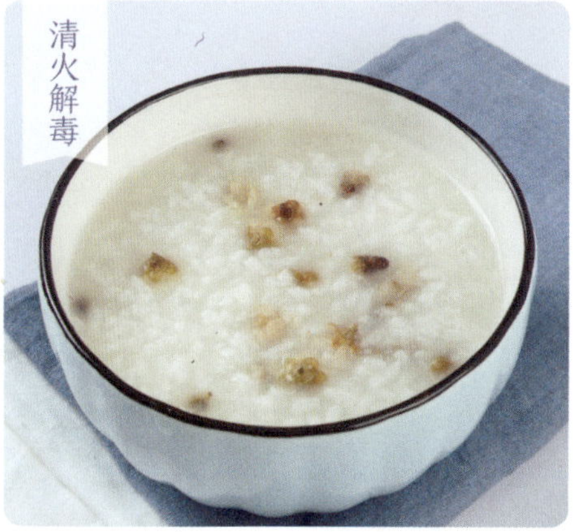

梅花粥

材料 白梅花 10 克，大米 100 克。

调料 冰糖适量。

做法

1. 将大米洗净，浸泡 30 分钟，加适量水烧开，煮成粥。
2. 粥将熟时加入白梅花，小火继续煮 20 分钟，依个人口味加入冰糖略煮即可。

功效 此粥可以疏肝理气，开胃生津，清热解毒。

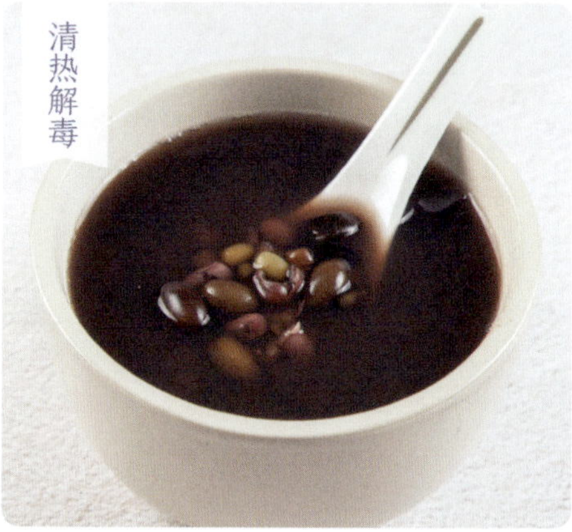

三豆饮

材料 绿豆、红豆、黑豆各 10 克。

调料 蜂蜜适量。

做法

1. 将绿豆、红豆、黑豆洗净备用。
2. 将三种豆放入锅中，加水 600 毫升，用小火煎熬成 300 毫升，加蜂蜜调味即可。

功效 此汤有清热解毒、健脾利湿的功效，还可以养肝益肾。

特效推拿方

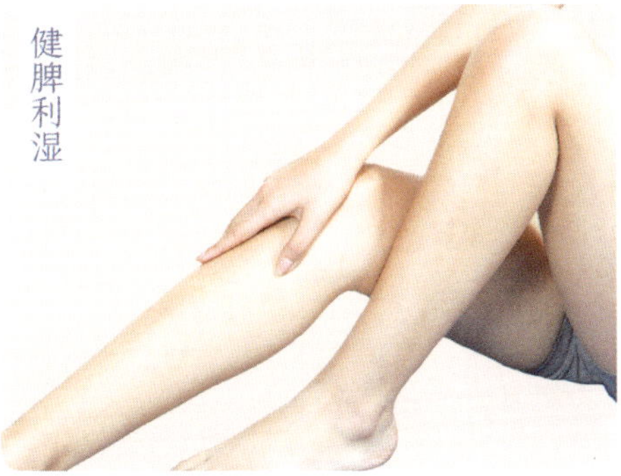

按揉阴陵泉穴

取穴 在小腿内侧，胫骨内侧髁下缘的凹陷中。

方法 用拇指指腹按揉阴陵泉穴1～3分钟，以有酸胀感为度。

功效 健脾利湿，通利三焦。主治腹痛腹泻、小便不利、痛经等。

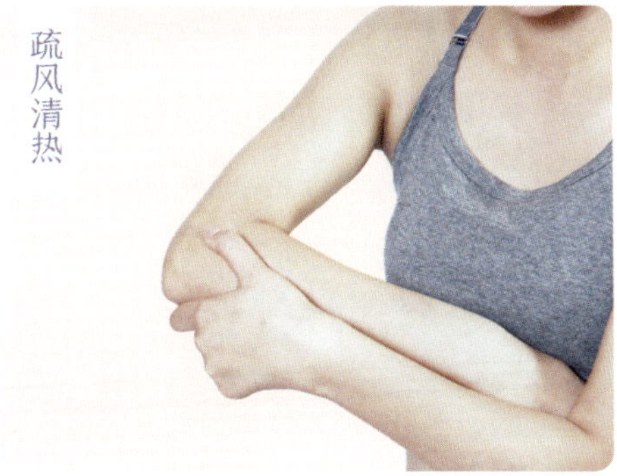

掐按曲池穴

取穴 屈肘成直角，先找到肘横纹终点，再找到肱骨外上髁，二者连线中点处。

方法 拇指弯曲，用指尖掐按曲池穴1～3分钟，以有酸痛感为度。

功效 疏风清热，行气和血。主治肩肘关节疼痛、外感风热、咽喉肿痛等。

居家用药方

牛黄上清丸

功效 清热泻火，散风止痛。

适用病证 热毒内盛、风火上扰所致头痛、眩晕、口疮、喉痹、牙痛等。

使用禁忌 忌辛辣、油腻食物；不宜在服药期间同时服用滋补性中药。

禁忌人群 孕妇、哺乳期女性慎用；老人、儿童、素体脾胃虚弱者慎用；阴虚火旺者慎用。

龙胆泻肝丸

功效 清肝胆，利湿热。

适用病证 用于肝胆湿热所致头晕目赤、胁痛口苦、尿赤涩痛、湿热带下。

使用禁忌 忌烟酒及辛辣食物；不宜在服药期间同时服用滋补性中药。

禁忌人群 孕妇慎用。

夏季养生 提防暑湿来伤人

暑湿为夏季主气，易耗气伤津，导致人体出现一系列不适症状，如疲倦乏力、食欲不振、腹胀腹泻等。因此，夏季养生应特别注重提防暑湿对身体的伤害。

精选食疗方

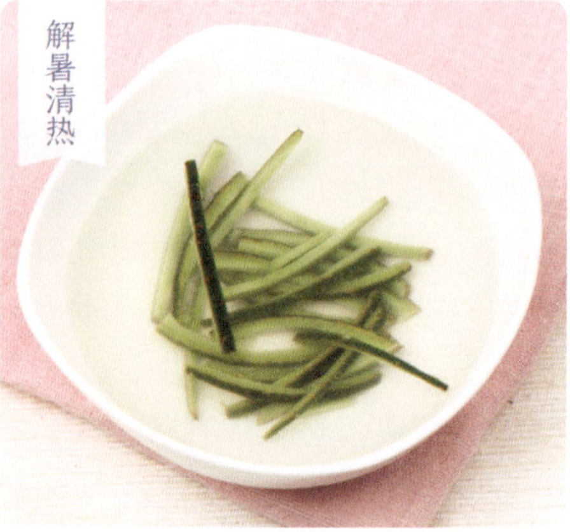

西瓜翠衣茶

材料 西瓜皮适量。

做法

1. 将西瓜皮洗净，去掉青白色部分，留青皮部分，切丝。
2. 水煮沸后加入西瓜皮丝，待温凉后饮用即可。

功效 此茶具有解暑清热、利尿消肿、生津止渴等功效。可以改善夏季常出现的暑热烦渴、小便不利、水肿等症状。

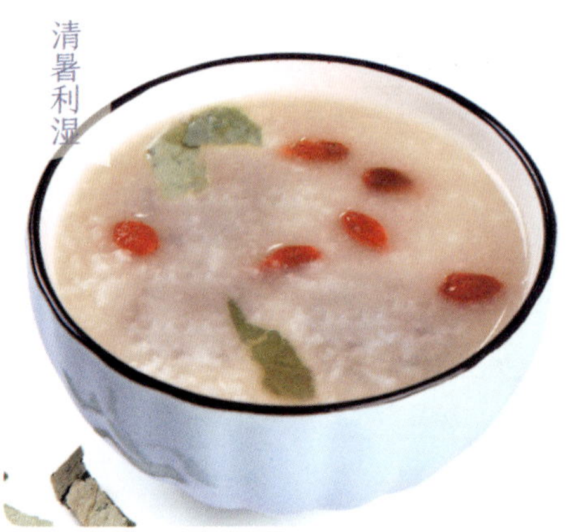

荷叶粥

材料 大米 100 克，枸杞子、干荷叶各 10 克。

调料 冰糖适量。

做法

1. 大米淘洗干净，用水浸泡 30 分钟；枸杞子洗净；干荷叶洗净，切片。
2. 锅内加适量清水烧沸，放入大米，用大火煮沸，改小火煮到米粒裂开，加入干荷叶片、枸杞子同煮。
3. 待米粒软烂，加冰糖调味即可。

功效 此粥可清热利湿止渴。

特效推拿方

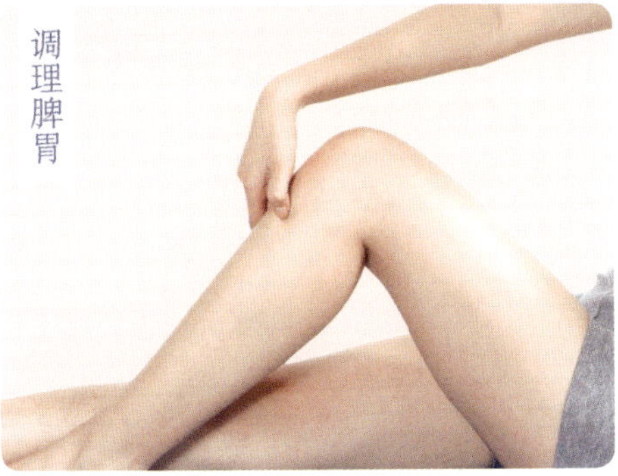

按压足三里穴

取穴 在小腿外侧，外膝眼下3寸，距胫骨前嵴约一横指处。

方法 用拇指指腹垂直按压足三里穴2~3分钟。

功效 生发胃气，调理脾胃。主治胃痛、胃胀、呕吐、呃逆等。

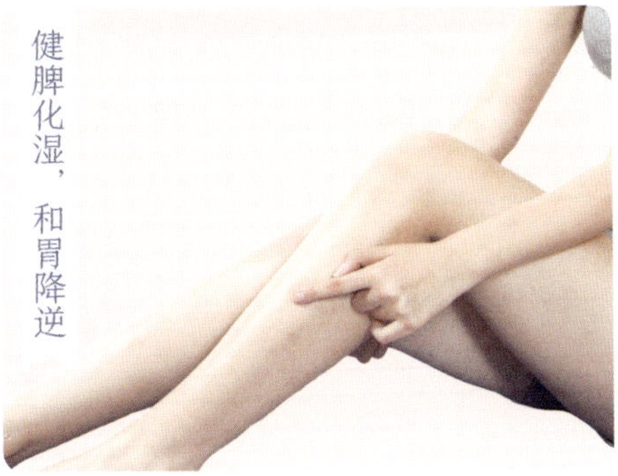

按揉丰隆穴

取穴 在小腿外侧，外踝尖上8寸，胫骨前肌外缘处。

方法 用拇指或食指指腹稍用力按揉丰隆穴1~3分钟。

功效 调和胃气，宁心安神。主治咳嗽、哮喘、失眠、眩晕等。

居家用药方

藿香正气水

功效 解表化湿，理气和中。

适用病证 用于外感风寒、内伤湿滞或夏季暑湿所致感冒，症见头痛昏重、胸膈痞闷、脘腹胀痛、腹泻等症。

使用禁忌 忌烟酒及辛辣、生冷、油腻食物；不宜在服药期间同时服用滋补性中药。

禁忌人群 对酒精过敏者禁用；过敏体质者慎用。

仁丹

功效 清暑开窍，和中止呕。

适用病证 中暑呕吐，烦躁恶心，胸中满闷，头目眩晕，晕车晕船，水土不服等。

使用禁忌 不宜在服药期间同时服用滋补性中药。

禁忌人群 过敏体质者及孕妇慎用。

秋季养生 解秋燥防咳喘

秋季，自然界阳气渐收，阴气渐长，气候由热转凉，空气干燥，人体易受燥邪侵袭，导致肺脏受损，出现口干舌燥、皮肤干裂、干咳少痰等症状。中医认为，肺为娇脏，喜润恶燥，因此秋季养生应以润燥、养肺、防咳喘为主。

精选食疗方

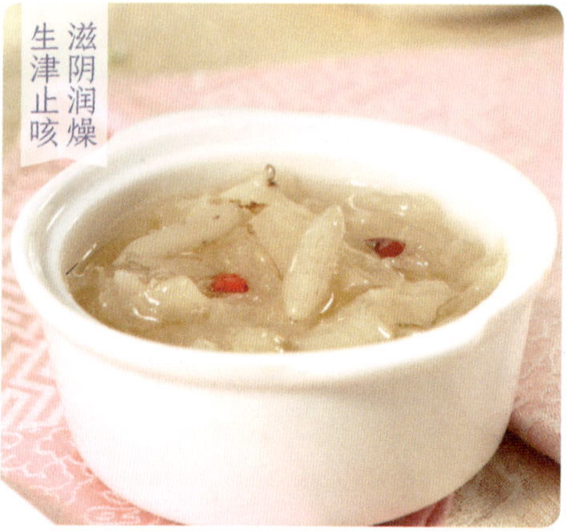

玉竹麦冬银耳羹

材料 玉竹、麦冬各 10 克，干银耳 5 克。

调料 冰糖 10 克。

做法

1. 将银耳泡发，去蒂，洗净。
2. 锅置火上，加入适量清水，放入玉竹、麦冬和银耳，煮至银耳胶化，加冰糖搅拌至化开即可（可用枸杞子装饰）。

功效 此羹有清热养阴、生津止渴、润肺滋阴的功效，有助于改善干咳无痰或咽喉干痛痒等燥热咳嗽症状。

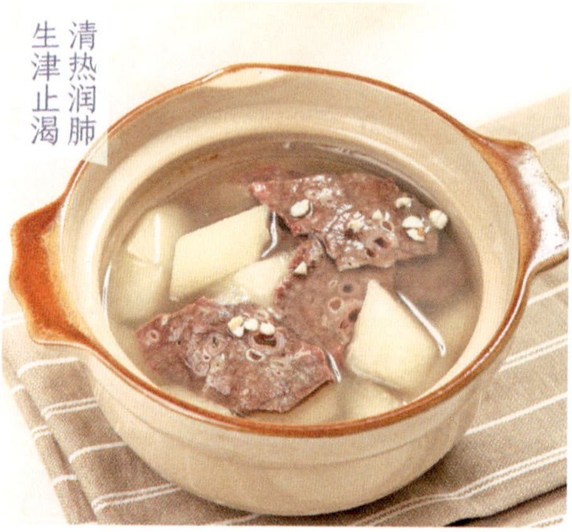

川贝雪梨猪肺汤

材料 猪肺 1 个，川贝母 9 克，雪梨 1 个。

调料 冰糖适量。

做法

1. 将猪肺洗净切开，放沸水中煮 5 分钟，再用冷水洗净，沥干水分。
2. 将川贝母洗净打碎；雪梨连皮洗净，去蒂和核，梨肉连皮切成小块。将所有材料和冰糖放到沸水锅内，小火煮1小时出锅即可。

功效 滋阴润肺，生津止渴。

特效推拿方

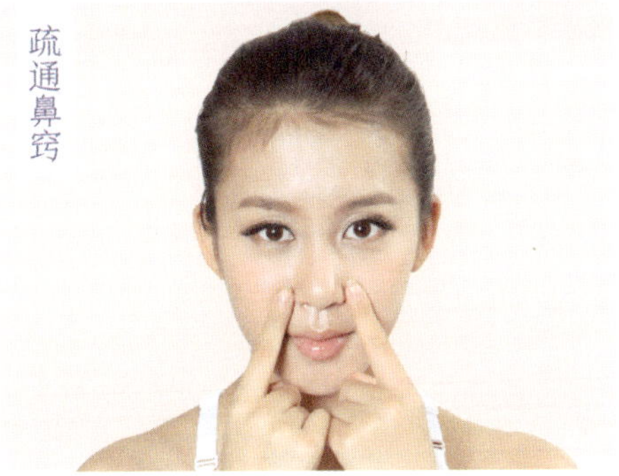

按揉迎香穴

取穴 鼻翼旁的鼻唇沟凹陷处。

方法 将双手食指指腹放于穴位上，对称地进行按揉。每穴按摩5分钟，每天早晚各按摩1次。

功效 有通鼻窍、湿润鼻黏膜的作用。可改善局部血液循环，防治秋季多发的鼻塞、鼻出血，还能帮助防治面部神经麻痹症。

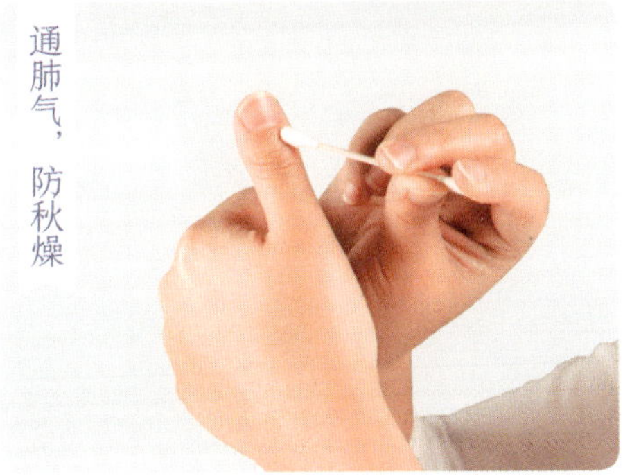

按压少商穴

取穴 在拇指末节桡侧，指甲根角上方0.1寸处。

方法 用小棉棒在少商穴上按压，每次1～3分钟。

功效 有清热开窍、通利咽喉的作用。可以缓解肺气胀满引起的感冒咳嗽、咽喉肿痛。

居家用药方

清肺抑火丸

功效 清肺止咳，化痰通便。

适用病证 可用于痰热阻肺、肺失宣肃所致咳嗽、痰多黄色黏稠，口干咽痛、大便干燥等症。

使用禁忌 忌烟酒及辛辣、生冷、油腻食物；不宜在服药期间同时服用滋补性中药。

禁忌人群 过敏体质者慎用。

二母宁嗽丸

功效 清肺润燥，化痰止咳。

适用病证 可用于燥热犯肺所致的咳嗽、痰黄而黏、不易咳出，胸闷气促，久咳不止等。

使用禁忌 忌辛辣食物，以及牛肉、羊肉、鱼肉等食物。

禁忌人群 风寒咳嗽者、脾胃虚寒者慎用。

冬季养生 防寒保暖最重要

冬季寒邪当令，万物闭藏，阳气内敛。冬季养生应以防寒保暖为首要任务。寒为阴邪，易伤阳气。若寒邪侵袭人体，会使阳气受损，导致气血运行不畅，出现畏寒怕冷、手足不温等症状。

精选食疗方

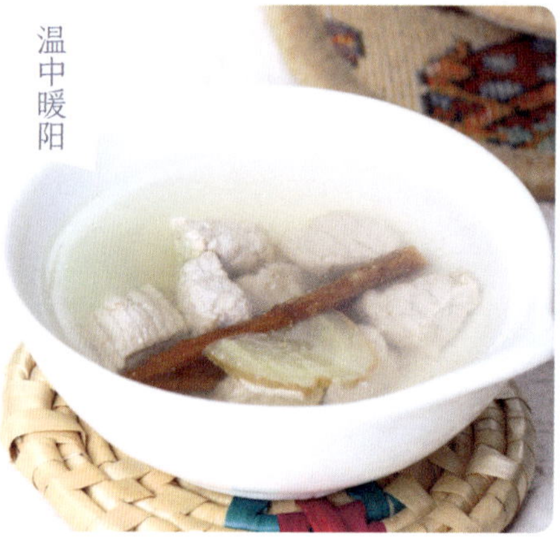

当归生姜羊肉汤

材料 羊瘦肉 250 克，当归 10 克。

调料 姜片 10 克，盐 4 克。

做法

1. 羊瘦肉洗净，切块，放入沸水中焯烫去血水；当归洗去浮尘。
2. 锅置火上，倒油烧至七成热，炒香姜片，放入羊肉块、当归炒匀。
3. 倒入适量清水，大火烧开后转小火煮至羊肉烂熟，加盐调味即可。

功效 温中散寒、补虚暖阳。

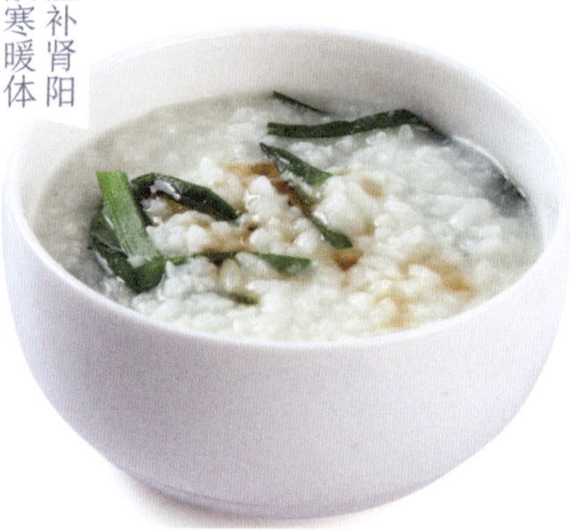

韭菜粥

材料 韭菜 50 克，大米 100 克。

调料 香油、盐各适量。

做法

1. 韭菜洗净，切段；大米洗净，浸泡 30 分钟备用。
2. 锅内加入适量清水烧沸，倒入大米，大火烧沸，中火煮 15 分钟。
3. 加入韭菜段煮 1 分钟，最后加入盐搅拌均匀，淋少许香油即可。

功效 补肾壮阳，散寒暖体。

特效推拿方

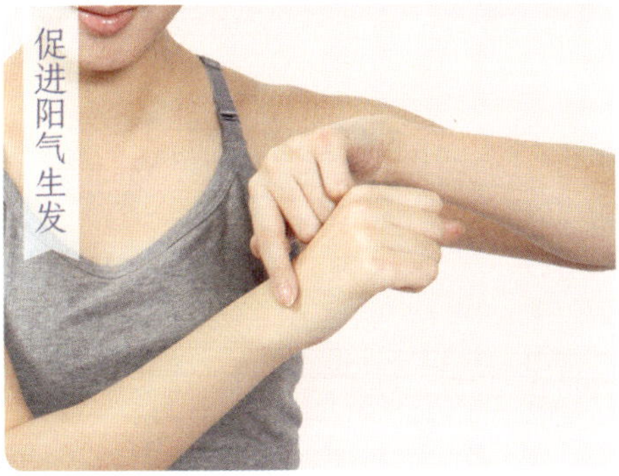

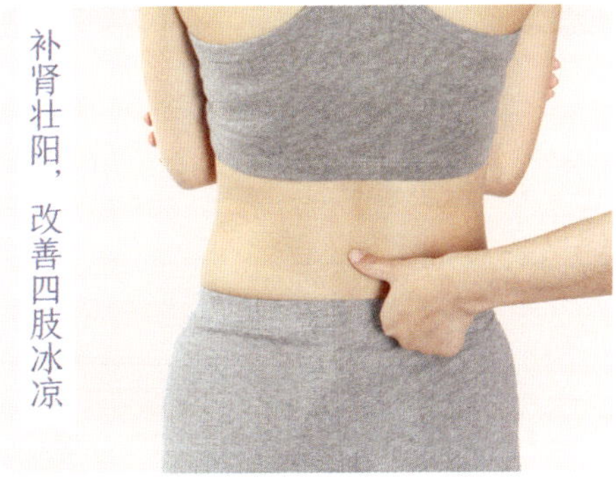

按揉阳池穴

取穴 位于腕背横纹中，中指、无名指指缝延长线的凹陷处。

方法 用拇指指腹按揉阳池穴1～3分钟，按至穴位处发热即可。

功效 阳池穴可生发阳气、活血止痛，经常按揉此穴，有助于促进末梢血液循环。

按揉命门穴

取穴 在腰部后正中线上，第2腰椎棘突下凹陷中。

方法 用拇指指腹按揉命门穴1～3分钟，以有酸胀感为度。

功效 补肾壮阳，强健筋骨。主治腰膝酸冷、四肢发凉、神疲乏力等症。

居家用药方

小建中汤

功效 温中补虚，缓急止痛。

适用病证 用于脾胃虚寒、中气不足、失于温养所致手足不温、神疲乏力、四肢倦怠等症。

使用禁忌 忌食辛辣食物。

禁忌人群 孕妇慎用。

附子理中丸

功效 温中散寒，补气健脾。

适用病证 用于脾胃虚寒、阳气不足引起的脘腹疼痛、呕吐腹泻、手足发凉等症。

使用禁忌 忌食生冷、油腻、不易消化的食物。

禁忌人群 实热证患者、孕妇慎用。

专题 四季养生茶饮

春养肝

杞菊乌龙养肝茶

清肝明目

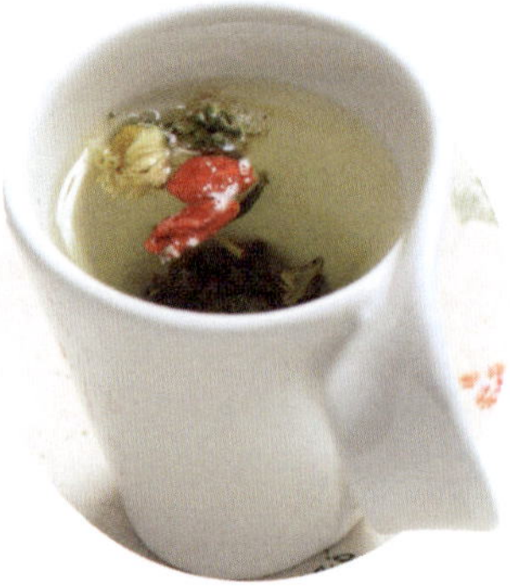

材料 枸杞子、菊花各3克，乌龙茶5克。

方法 将所有材料一起放入杯中，倒入沸水，盖盖闷泡约3分钟即可。

夏养心

枸杞百合养心茶

清热养阴

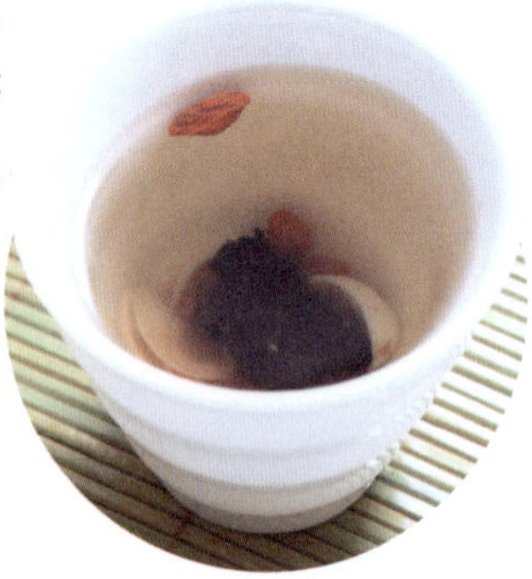

材料 鲜百合2克，生地黄、枸杞子各3克。

方法 将所有材料一起放入杯中，倒入沸水，盖盖闷泡约8分钟即可。

秋润肺

甘草天冬茶

养阴润肺

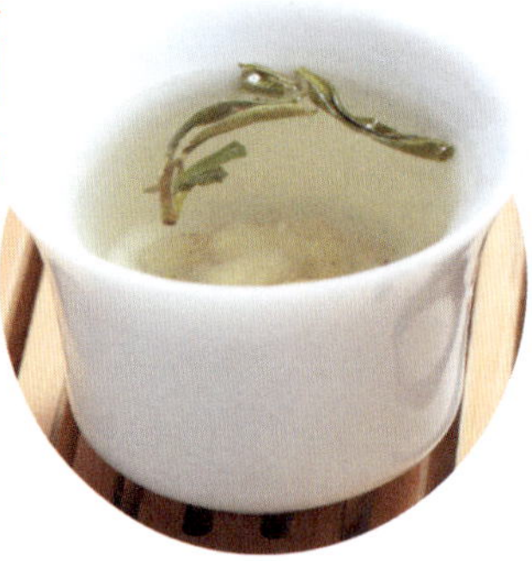

材料 甘草2克，天冬8克，绿茶3克。

方法 将甘草、天冬一起放入杯中，倒入沸水，盖盖闷泡5~8分钟，然后加入绿茶，泡2~3分钟即可。

冬补肾

杜仲金樱子茶

温补肾阳

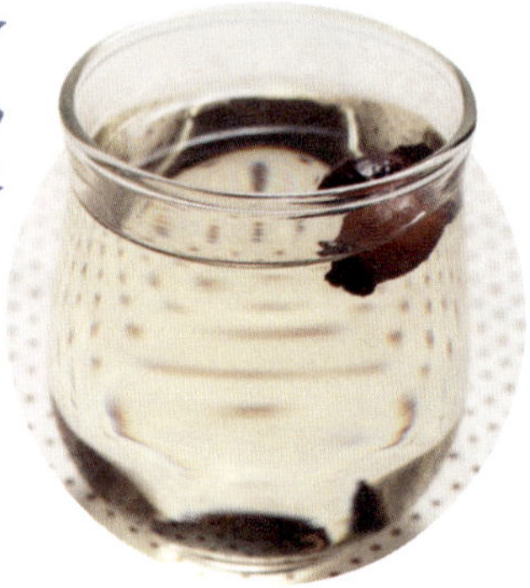

材料 杜仲10克，金樱子5克。

方法 将杜仲、金樱子一起放入杯中，倒入沸水，盖盖闷泡约10分钟即可。

PART 3

小病小痛 自己调

感冒 需辨清风寒、风热

中医认为，感冒可分为风寒、风热两种。风寒感冒的典型表现是怕冷、流清涕、咳白痰，调理宜解表散寒；风热感冒的典型表现是发热、流黄涕、咳黄痰，调理宜疏散风热。

精选食疗方

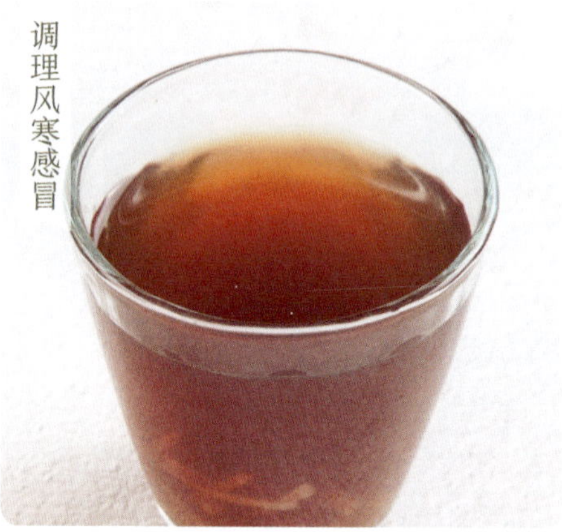

姜糖水

材料 生姜10克，红糖5克。

做法

① 将生姜洗净，切薄片，和红糖一起放入砂锅中，加入适量清水。

② 大火烧开后，转小火煮15分钟即可。

功效 生姜可祛风散寒、发汗，与红糖搭配，可以散寒解表。

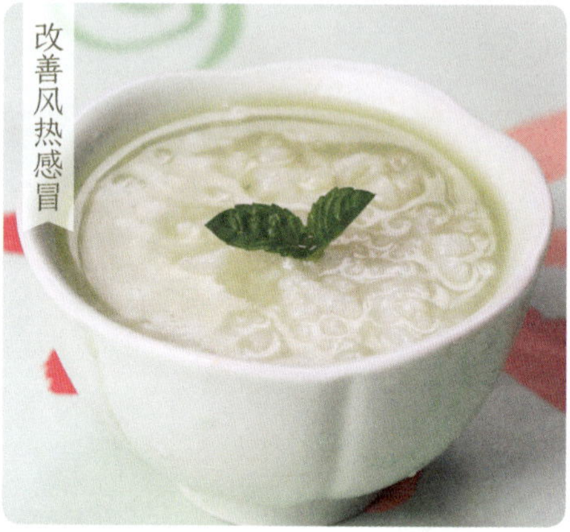

薄荷粥

材料 薄荷10克，大米80克。

调料 冰糖5克。

做法

① 薄荷洗净，控水；大米洗净。

② 大米放锅中，加适量清水煮沸，再用小火慢慢煮至米烂粥稠，加入薄荷、冰糖，煮至冰糖化开，搅匀即可。

功效 薄荷粥可疏风清热，适宜风热感冒初期的患者。早晚温热空腹食用。

特效推拿方

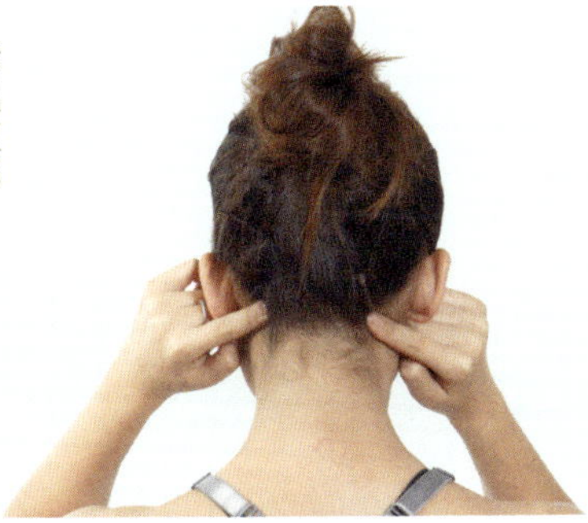

按揉风池穴

取穴 在颈后区，枕骨之下，胸锁乳突肌上端与斜方肌上端之间的凹陷中。

方法 用食指指腹按揉颈部两侧的风池穴2分钟左右，直至有酸胀感。

功效 祛风散邪，清利头目。主治感冒、头痛、眩晕、目赤肿痛等。

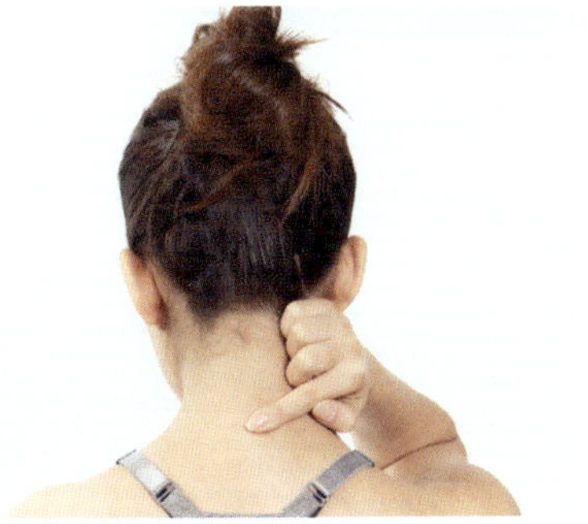

按揉大椎穴

取穴 在颈后部，第7颈椎棘突下凹陷中，后正中线上。

方法 用食指指腹按揉大椎穴1～3分钟，以有酸胀感为宜。

功效 扶正祛邪，提高免疫力。主治感冒发热、肩背痛等。

居家用药方

感冒清热颗粒

功效 解表散寒。

适用病证 可用于风寒感冒，症见头痛发热、恶寒身痛、鼻流清涕、咳嗽咽干等。

使用禁忌 糖尿病患者不能服用含糖型颗粒。

禁忌人群 风热感冒者慎用。

银翘解毒片

功效 辛凉解表，清热解毒。

适用病证 用于风热感冒，症见发热头痛、咳嗽、口干、咽喉疼痛。

使用禁忌 忌烟酒及辛辣、生冷、油腻食物；不宜在服药期间同时服用滋补性中药。

禁忌人群 风寒感冒者慎用。

杨力教授答疑

问 中医调治流感有哪些思路？

答 中医调治流感多是从内外两方面着手。内是提升身体正气，增强对疾病的抵抗力；外是用清热解毒、散寒化湿等方法，以祛除外邪。

咳嗽 宣通肺气，咳立停

咳嗽是肺系疾病的主要症状之一。肺属娇脏，风、寒、热、燥等外邪从体表或口鼻而入，容易袭肺，导致肺之宣肃功能失常，就会引起咳嗽。调理咳嗽，常用宣通肺气、止咳化痰的方式。

精选食疗方

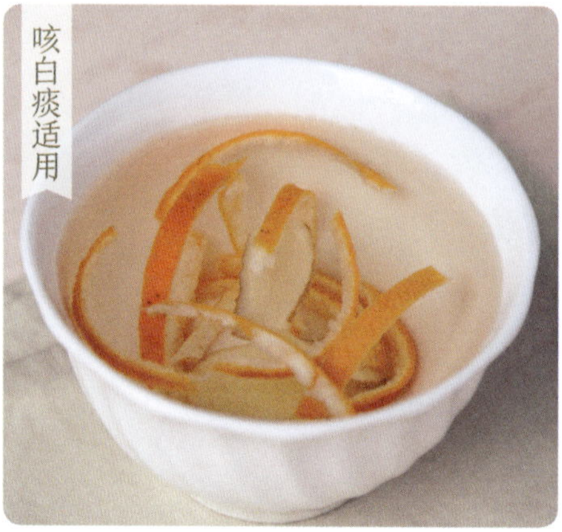

橘皮姜茶

材料 橘皮、生姜各10克。

做法

1. 将橘皮洗净，用温水泡软，切成细丝备用；将生姜洗净，切片备用。
2. 将橘皮丝和生姜片一同放入锅内，加适量水，大火煮沸后，改用小火继续煮15分钟，去渣取汁即可。

功效 解表散寒、化痰止咳，改善风寒咳嗽。

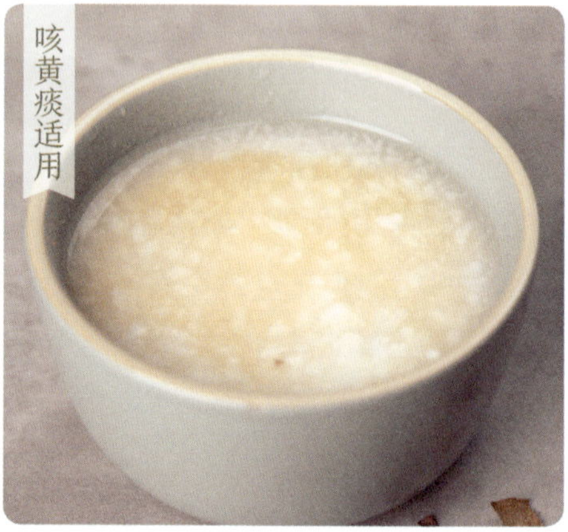

枇杷叶粥

材料 枇杷叶干品5克（或鲜品10克），大米100克。

调料 冰糖适量。

做法

1. 大米洗净，浸泡30分钟；将枇杷叶用布包好加水煎煮，取浓汁。
2. 药汁中加入大米煮粥，待粥熟时加入冰糖，稍煮待冰糖化开即可。

功效 枇杷叶可清肺止咳、降逆止呕。搭配大米煮粥可清热润肺、降气止咳，对燥热伤肺之咳黄痰尤为适用。

特效推拿方

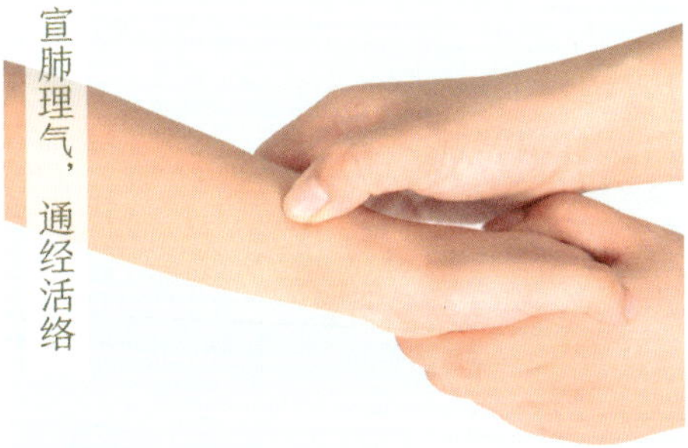

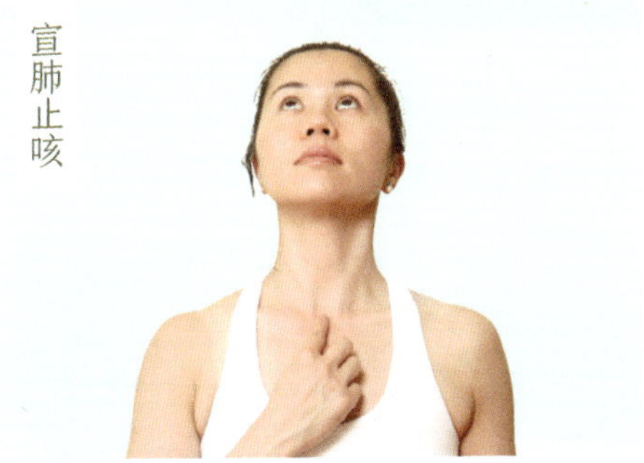

按揉列缺穴

取穴 两手虎口相交，一手食指压在另一手桡骨茎突上，食指尖所指凹陷处。

方法 用拇指尖按揉列缺穴 3～5 分钟，以有酸胀感为度。

功效 宣肺理气，疏风解表。主治头痛、颈痛、咳嗽、气喘、咽喉肿痛等。

按揉天突穴

取穴 在颈前区，胸骨上窝中央，前正中线上，两锁骨中间处。

方法 用食指指腹轻轻按揉天突穴 3～5 分钟。

功效 宣肺降气，止咳消痰。主治咳嗽、气喘、咽喉肿痛、打嗝、胸痛等。

居家用药方

通宣理肺丸

功效 解表散寒，止咳化痰。

适用病证 可用于风寒感冒引起的头痛发热、恶寒身痛、鼻流清涕、咳嗽。

使用禁忌 忌食辛辣、刺激、油腻食物，戒除烟酒。

禁忌人群 风热或痰热咳嗽，阴虚干咳者不适用。

桑菊感冒片

功效 疏散风热，宣肺止咳。

适用病证 用于风热感冒或风温初起，症见咳嗽有痰、身微热、口微渴、头痛、咽痛。

使用禁忌 忌烟酒及辛辣、生冷、油腻食物。

禁忌人群 风寒感冒者慎用。

杨力教授答疑

问 一咳嗽就用止咳药，对吗？

答 很多人一咳嗽就用川贝枇杷膏等止咳药，实际上是不对的。咳嗽病证复杂，变化多端，应先辨证再治疗，否则可能加剧病情。

鼻炎 祛热邪，通鼻窍

在中医理论中，鼻炎是由于外邪侵袭、肺气不宣等原因所致。其中，热邪是引起鼻炎的一个重要因素。热邪侵袭人体，导致肺经郁热，表现为鼻塞、流黄脓涕、嗅觉减退等症状。改善此类型鼻炎，以宣肺通窍、清热去火为主。

精选食疗方

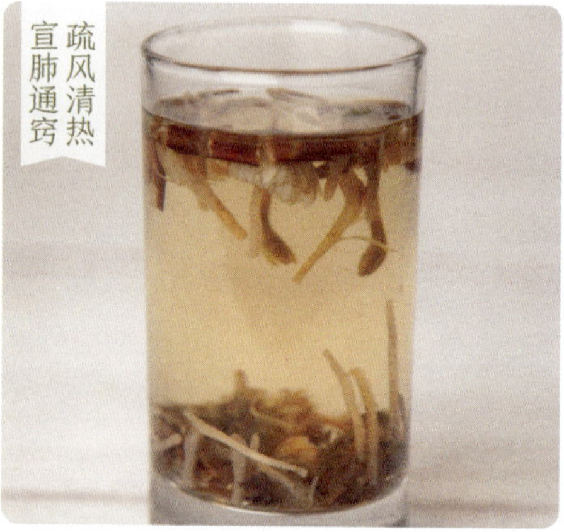

金银花薄荷茶

材料 菊花、金银花各10克，薄荷6克。

做法 将所有材料一同放入杯中，加沸水冲泡即可。

功效 金银花、薄荷可清热解毒、清利咽喉，菊花可疏风散热、宣肺行气。三者合用可以改善因外感风热引起的鼻塞、鼻涕量多而黄稠，缓解鼻炎症状。

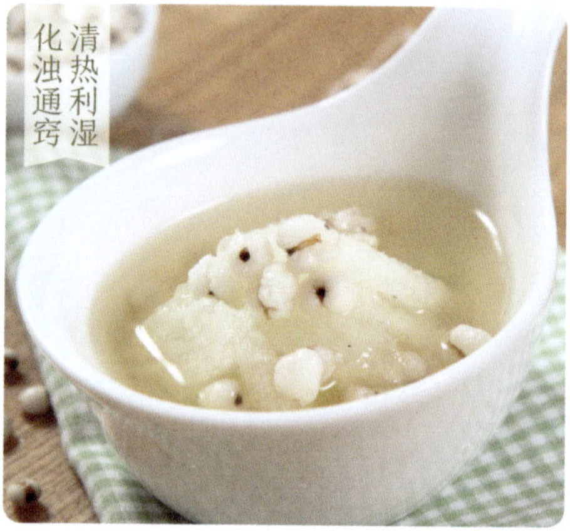

薏米冬瓜汤

材料 薏米30克，冬瓜肉80克。

调料 盐适量。

做法

1. 将薏米煎汤，冬瓜肉切成薄片。
2. 将冬瓜片放入薏米汤中，小火煮开后，加盐即可。

功效 薏米可清热利湿，冬瓜可利水消肿。二者煮汤，有助于缓解热邪犯肺导致的鼻塞、嗅觉减退、头昏头胀等症状。

特效推拿方

清热通窍

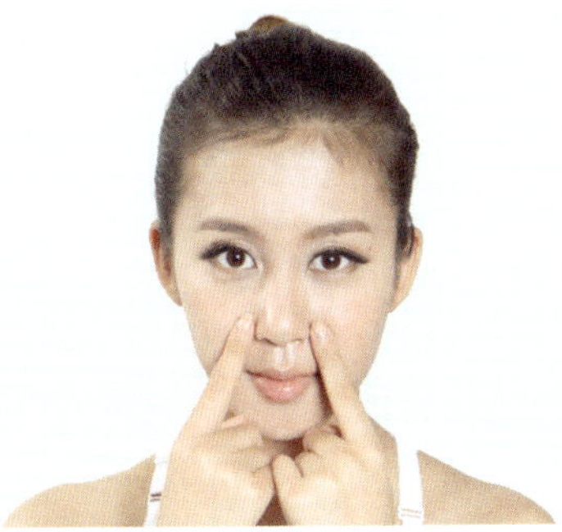

宣通鼻窍

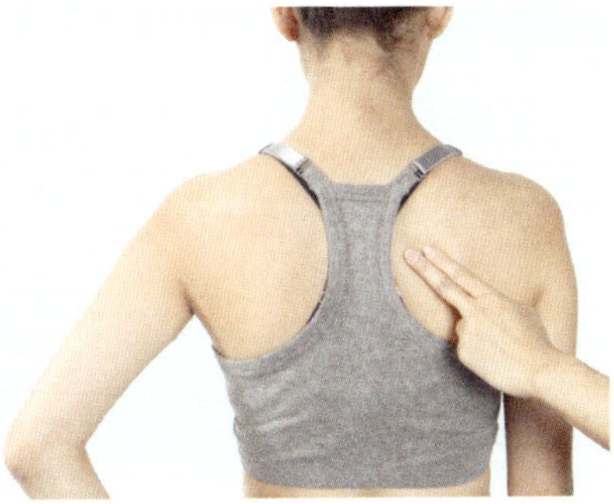

按揉迎香穴

取穴 在面部，鼻翼外缘中点旁，鼻唇沟中。

方法 用两手食指指腹按住迎香穴，由内而外按揉2分钟。

功效 疏散风热，通利鼻窍。主治感冒后鼻塞、流涕等。

按揉肺俞穴

取穴 在后背部，第3胸椎棘突下，脊柱旁开1.5寸。左右各一。

方法 可用食、中两指轻轻按揉肺俞穴，每次2分钟。

功效 理气止咳，宣通鼻窍。主治咳嗽、气喘、支气管炎、鼻塞不通。

居家用药方

千柏鼻炎胶囊

功效 清热解毒，宣肺通窍。

适用病证 用于风热犯肺、内郁化火所致鼻塞、流黄涕、嗅觉迟钝。

使用禁忌 忌辛辣、鱼腥食物。

禁忌人群 孕妇禁用。

藿胆丸

功效 清热化湿，宣通鼻窍。

适用病证 用于肝胆湿热引起的鼻炎，症见鼻塞不通、流黄浊涕、头痛等。

使用禁忌 忌烟酒及辛辣、荤腥食物。不宜在服药期间同时服用滋补性中药。

禁忌人群 孕妇慎用。

杨力教授答疑

问 如何区分过敏性鼻炎和感冒？

答 过敏性鼻炎症状可持续数周或数月，而感冒通常持续7～10天。过敏性鼻炎多由过敏原引起，而感冒则由病毒或细菌感染引起。

便秘 补益气血，润肠通便

在中医理论中，气血是维持人体生命活动的基本物质，气血充足则可以推动粪便排出。若气血虚弱，肠道失于濡养，推动无力，便会导致便秘。调理气血虚弱引起的便秘，以补益气血、润肠通便为主。

精选食疗方

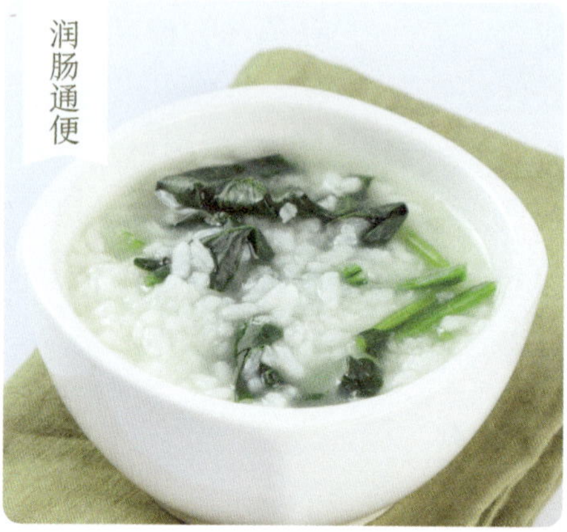

菠菜粥

材料 菠菜200克，大米100克。

调料 盐2克。

做法

1. 菠菜择洗干净，在沸水中烫一下，切段。
2. 大米淘净，浸泡30分钟，砂锅内加适量清水烧开，放入大米大火煮沸，再用小火熬至大米将熟。
3. 将菠菜段放入粥中，煮两沸，放入盐调味即可。

功效 此粥可缓解便秘。

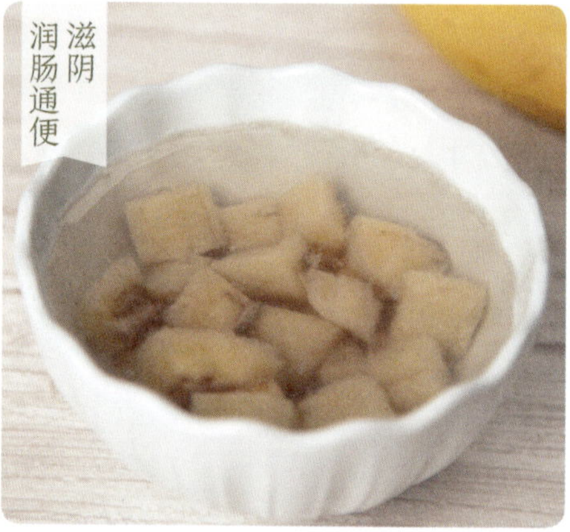

冰糖炖香蕉

材料 香蕉2根。

调料 冰糖适量。

做法

1. 香蕉去皮，取肉，切块。
2. 将香蕉放入瓷碗中，加入冰糖、适量清水，盖盖隔水炖熟即可。

功效 香蕉可生津止渴、滋阴润燥。与冰糖炖煮，可以缓解便秘。

特效推拿方

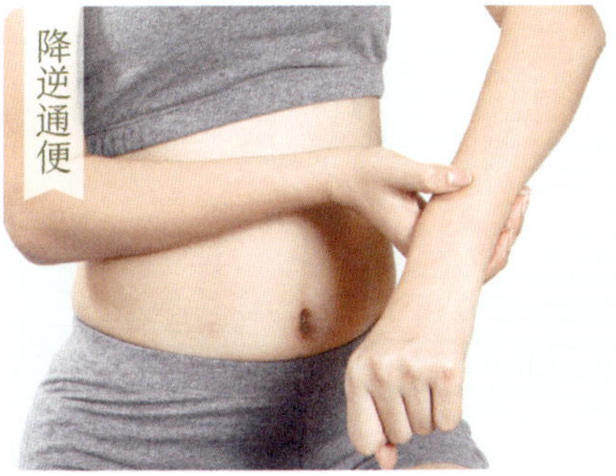

按揉支沟穴

取穴 在前臂背侧,腕背横纹上3寸,尺骨与桡骨间隙中点处。

方法 用拇指指腹按揉支沟穴3~5分钟,以有酸胀感为度。

功效 宣通三焦气机,降逆通便。可防治便秘、耳鸣、呕吐等。

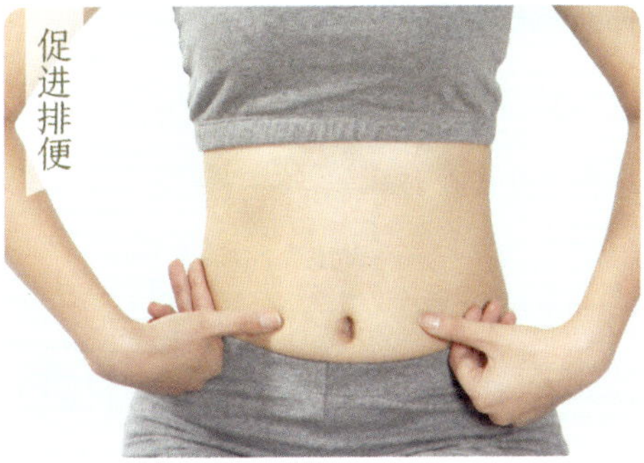

按压天枢穴

取穴 在腹部,横平脐中,前正中线旁开2寸。

方法 用双手拇指分别按住肚脐两旁的天枢穴,轻轻按压2~3分钟。

功效 调理气机,通利大便。可调理便秘、腹胀、腹泻、消化不良等。

居家用药方

麻仁丸

功效 泻热行气,润肠通便。

适用病证 肠热津亏所致便秘。

使用禁忌 忌食辛辣刺激性食物。

禁忌人群 孕妇禁用;虚寒性便秘者慎用。

苁蓉通便口服液

功效 滋阴补肾,润肠通便。

适用病证 用于脾肾阳虚型便秘,症见怕冷、腰膝酸软、习惯性便秘等。

使用禁忌 服用期间若出现大便稀薄,应及时停药。避免与其他药物合用。

禁忌人群 孕妇慎用。

杨力教授答疑

问 有哪些食物可以有效促进排便?

答 可以多食用黄色食物,比如南瓜、玉米、土豆、香蕉,这些食物含有丰富的胡萝卜素和膳食纤维,有助于促进排便。

腹泻 强健脾胃，固摄止泻

腹泻，主要是因为脾虚所致。脾虚就容易因受寒导致腹泻，还容易因水湿内停而引起腹泻。改善虚寒引起的腹泻，以暖脾散寒为主；改善湿热引起的腹泻，以清热利湿为主。

精选食疗方

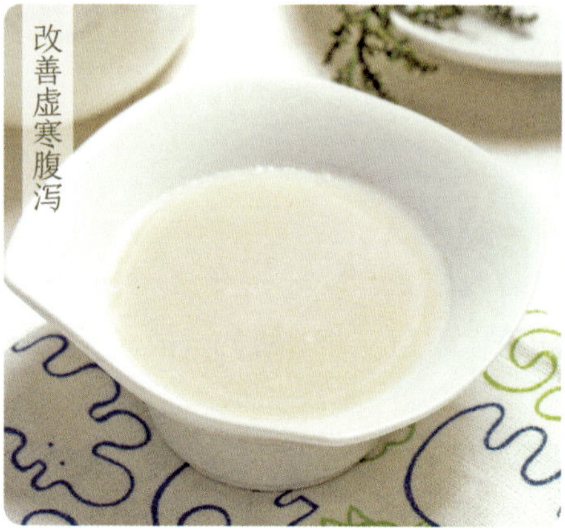

糯米糊

材料 糯米60克，山药80克。

调料 白糖3克。

做法

1. 糯米洗净，浸泡2小时；山药去皮，洗净，切小块。
2. 将糯米、山药块放入豆浆机中打成米糊，加白糖调味即可。

功效 糯米可暖胃健脾、补中益气，制成米糊，能帮助调理脾胃虚寒所致的食欲缺乏、腹泻等症。

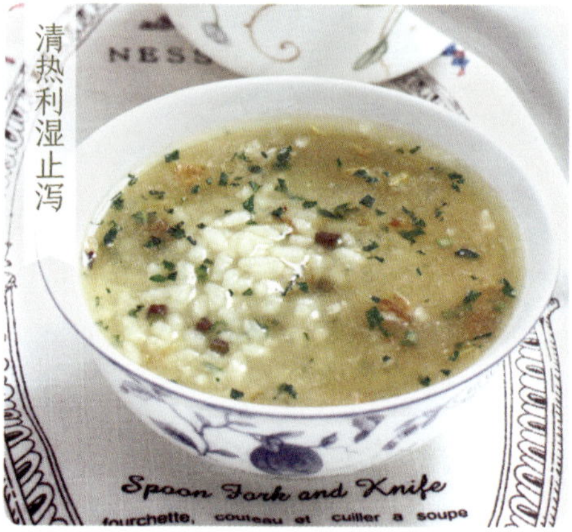

马齿苋粥

材料 鲜马齿苋50克，大米100克。

做法

1. 鲜马齿苋去杂质，洗净，切碎后盛入碗中。
2. 大米洗净，放入砂锅中加适量水，大火煮沸后，改用小火煨煮30分钟。
3. 加入切碎的鲜马齿苋，搅拌均匀，继续煨煮至大米软烂即可。

功效 马齿苋可清热利湿、解毒，与大米搭配制成粥，有清热止泻的功效，有助于调理因湿热伤中导致的腹泻。

特效推拿方

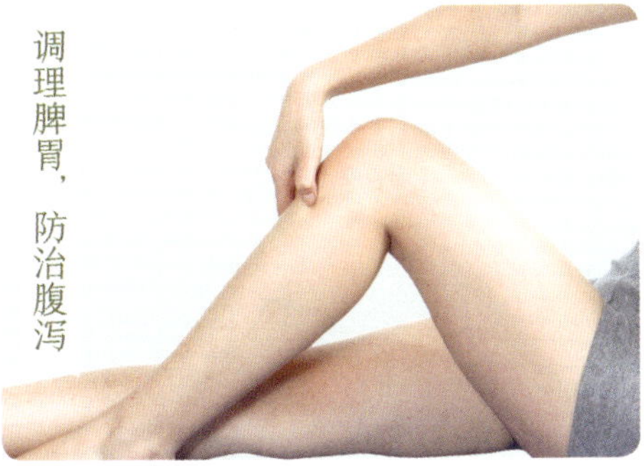

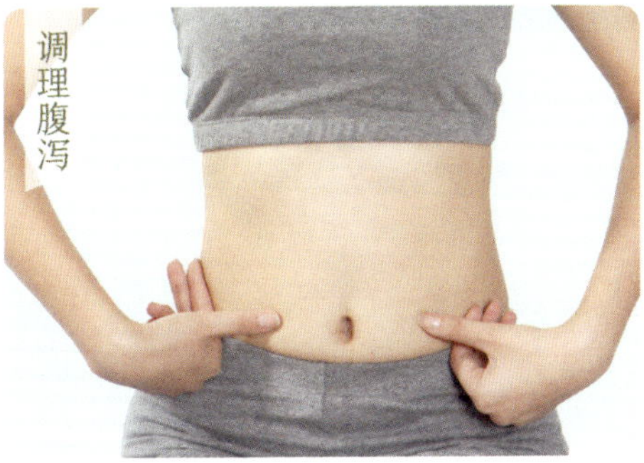

按压足三里穴

取穴 在小腿外侧，外膝眼下 3 寸，距胫骨前嵴约一横指处。

方法 用拇指指腹垂直用力按压穴位，每次 1~3 分钟。

功效 调理脾胃，通腑化痰。对腹泻、呃逆、嗳气、肠炎、痢疾、便秘等有一定调理作用。

按揉天枢穴

取穴 在腹部，横平脐中，前正中线旁开 2 寸。

方法 用双手拇指分别按住肚脐两旁的天枢穴，轻轻按揉 2~3 分钟。

功效 理气止痛，调理肠腑。对便秘、腹胀、腹泻、消化不良等有一定调理作用。

居家用药方

四神丸

功效 温肾散寒，涩肠止泻。

适用病证 肾阳不足所致泄泻。

使用禁忌 忌食生冷、油腻、辛辣食物。

禁忌人群 湿热泄泻者慎用；孕妇禁用。

香连丸

功效 清热化湿，行气止痛。

适用病证 主治湿热内滞大肠导致的腹泻、腹痛、下痢赤白、里急后重等。

使用禁忌 忌食辛辣、油腻、生冷食物。

禁忌人群 孕妇慎用。

杨力教授答疑

问 日常生活中，怎样做才能有效预防腹泻？

答 预防腹泻，以温运健脾为主。平常应吃一些健脾的食物，如山药、红枣等。同时要注意节制饮食，不能暴饮暴食，不过多食用寒凉之品。

胃痛 调理脾胃，改善胃腑环境

胃痛，中医称之为“胃脘痛”，是指胃部疼痛的症状。中医认为，在身体各脏器中，脾胃处于中心，并连接各处，是五脏六腑的交通枢纽，也是人体气血化生的源头。只要脾胃功能强健、正气不虚，人体就不易受外邪侵扰，可保持身体健康；反之，脾胃一旦受损，将会影响其他脏腑的功能。

精选食疗方

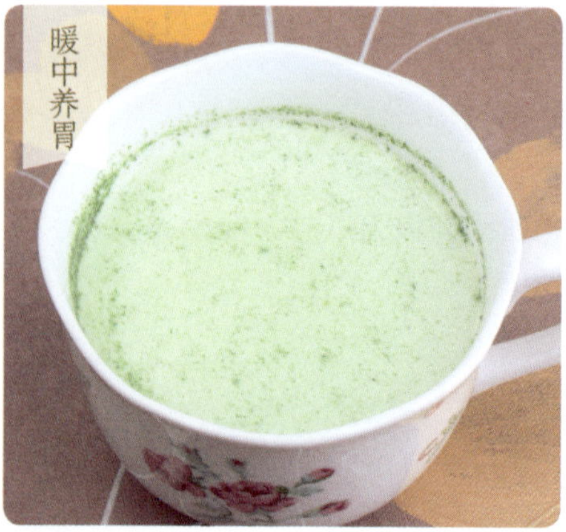

姜韭牛奶羹

材料 韭菜、牛奶各150克，生姜20克。

做法

❶ 韭菜、生姜分别洗净，切碎，放入容器内捣烂。

❷ 用干净的纱布绞取汁液，倒入小锅内，再加入牛奶，加热煮沸即可。

功效 韭菜可温中行气，生姜可温中散寒。二者与牛奶搭配，可缓解胃寒引起的胃痛。

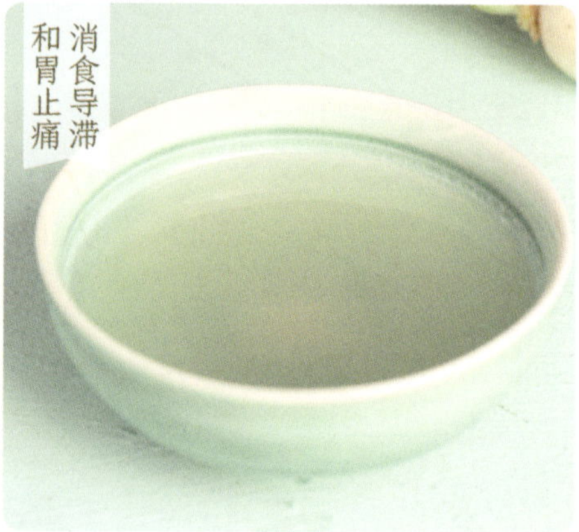

蜂蜜白萝卜汁

材料 白萝卜 100 克。

调料 蜂蜜适量。

做法

❶ 白萝卜洗净，切小丁，放入榨汁机中榨汁。

❷ 将榨取的白萝卜汁倒入大杯中，加蜂蜜搅拌均匀即可。

功效 白萝卜可益胃消食、清热生津，与蜂蜜搭配，可以缓解因积食导致的胃痛。

特效推拿方

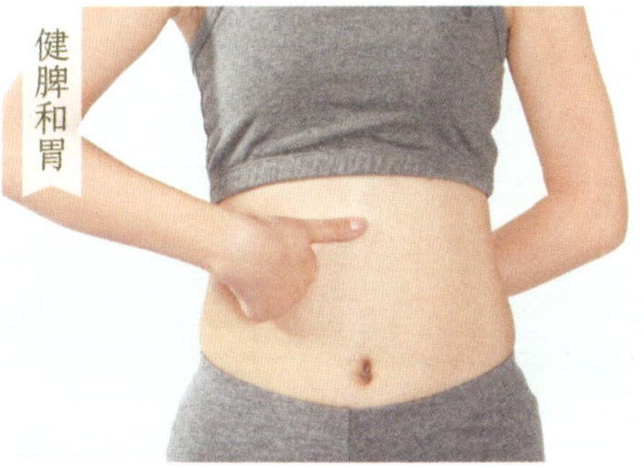

按压中脘穴

取穴 在上腹部，脐中上4寸，前正中线上。

方法 用拇指端或掌根在穴位上按压2~5分钟。

功效 健脾和胃，通腑降气，可改善胃脘痛、腹胀、吞酸等。

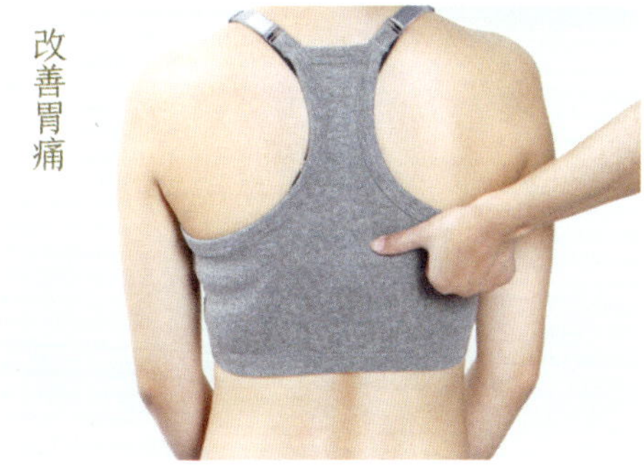

按揉胃俞穴

取穴 在背部，当第12胸椎棘突下，后正中线旁开1.5寸。左右各一。

方法 用拇指在胃俞穴上按揉1~3分钟。

功效 健脾和胃、降逆消食，可改善胃痛痉挛。

居家用药方

附子理中丸

功效 温中散寒，健脾止痛。

适用病证 主治脾胃虚寒、阳气不足引起的脘腹疼痛、呕吐腹泻、腹胀肠鸣、不思饮食、手足发凉等症。

使用禁忌 忌食不易消化的食物。

禁忌人群 感冒发热患者及孕妇禁用。

大山楂丸

功效 开胃消食，调理脾胃。

适用病证 用于因暴饮暴食、饮食不节引起的食积症状，如胃脘胀痛、消化不良。

使用禁忌 宜饭前服用。不宜在服药期间同时服用滋补性中药。

禁忌人群 脾胃虚弱，无积滞而食欲缺乏者慎用；孕妇慎用。

腰痛 散寒祛湿，温肾壮阳

中医认为“腰为肾之府”，如果肾气不足，肾精亏损，则不能滋养腰部而导致腰痛。如果寒湿之邪侵袭腰部，阻滞经络，使气血运行不畅，也会引起腰痛。所以改善腰痛，以温阳暖肾、散寒祛湿为主。

精选食疗方

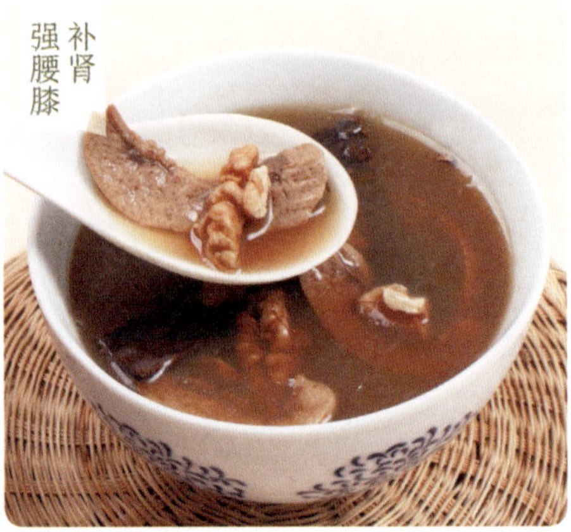

杜仲核桃猪腰汤

材料 猪腰1对，杜仲、核桃仁各30克。

调料 香油少许，盐、胡椒粉各适量。

做法

1. 猪腰洗净，从中间剖开，去掉筋膜，切片；杜仲洗净浮尘。
2. 将猪腰片和杜仲、核桃仁一起放入锅中，加入适量水，大火烧沸，转小火炖煮至熟。
3. 加胡椒粉、盐、香油调味即可。

功效 有补肝肾、强筋骨的功效，可改善肾虚导致的腰痛。

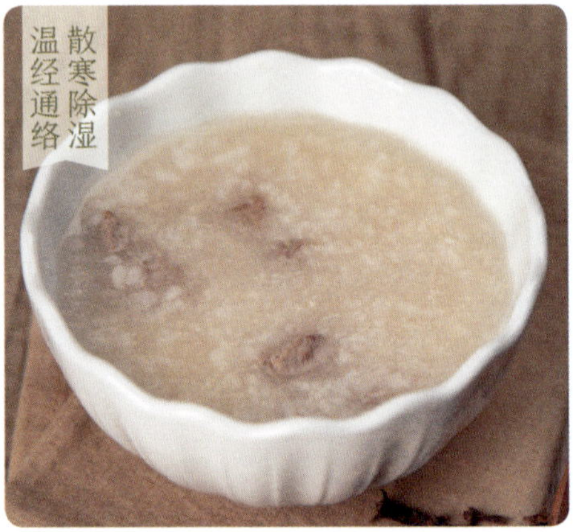

陈香肉粥

材料 陈皮、益智仁各15克，丁香3克，羊肉150克，大米200克。

做法

1. 羊肉洗净，切丁；大米洗净。
2. 将陈皮、丁香、益智仁放入锅中，加适量水，煎煮40分钟，去渣留汁。
3. 将羊肉丁同大米一起放入药汁中，煮至粥黏稠即可。

功效 陈皮可理气止痛，丁香可散寒止痛、温肾壮阳，益智仁可固气涩精，羊肉可温中暖下，一起煮粥可调理虚寒腰痛。

特效推拿方

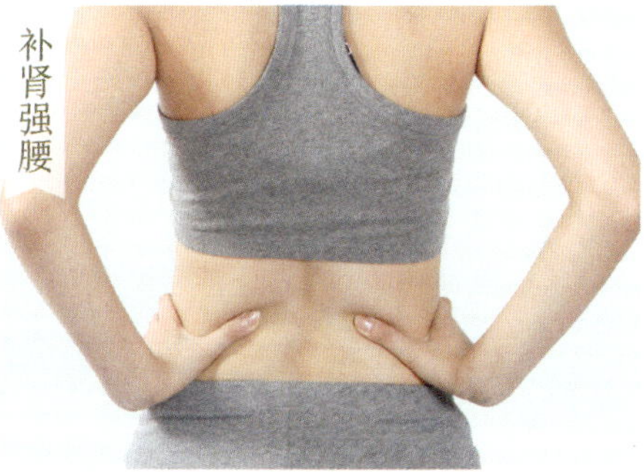

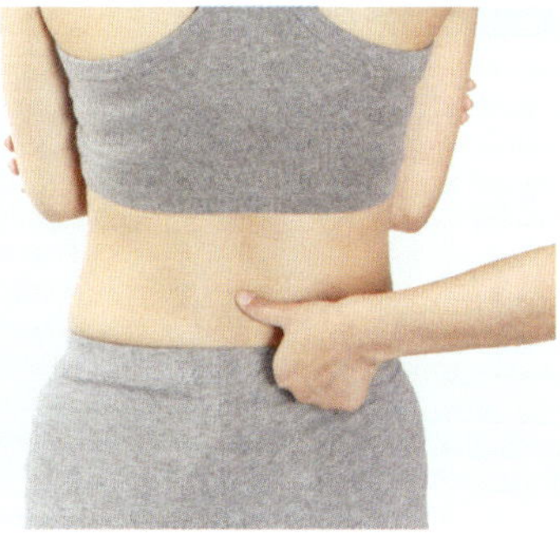

按揉肾俞穴

取穴　在腰部，第 2 腰椎棘突下，后正中线旁开 1.5 寸。左右各一。

方法　用两手拇指指腹按揉两侧穴位 1～3 分钟。

功效　护肾强腰，可调理肾虚腰痛、腰膝酸软、耳鸣目眩等。

按揉命门穴

取穴　在腰部，后正中线上，第 2 腰椎棘突下凹陷中。

方法　用拇指指腹按揉命门穴 1～3 分钟，以有酸胀感为度。

功效　温补肾阳、强健腰膝，可调理腰部虚冷疼痛、手脚冰凉、尿频尿急等。

居家用药方

健身宁片

功效　滋补肝肾，强健筋骨。

适用病证　用于肝肾不足引起的腰部酸痛。

使用禁忌　忌食辛辣、油腻食物。

禁忌人群　孕妇慎用。

独活寄生丸

功效　养血舒筋，祛风除湿。

适用病证　用于风寒湿痹，腰膝冷痛，屈伸不利。

使用禁忌　不可过量服用。

禁忌人群　孕妇禁用。

杨力教授答疑

问　肾阳虚腰痛的人，饮食要注意哪些方面？

答　肾阳虚之人，要尽量避免吃生冷食物，比如冷饮、雪糕、芹菜、竹笋、甘蔗等。食用这些食物时一要量少，二要温吃，三可放温热性调料调味。

牙痛 清胃泻火，解毒消肿

牙痛在中医理论中通常与“牙宣”“齿痛”等病症相关，其病因病机主要是胃火上炎导致牙龈红肿、疼痛。对于胃火引起的牙痛，首要就是清泻胃火。

精选食疗方

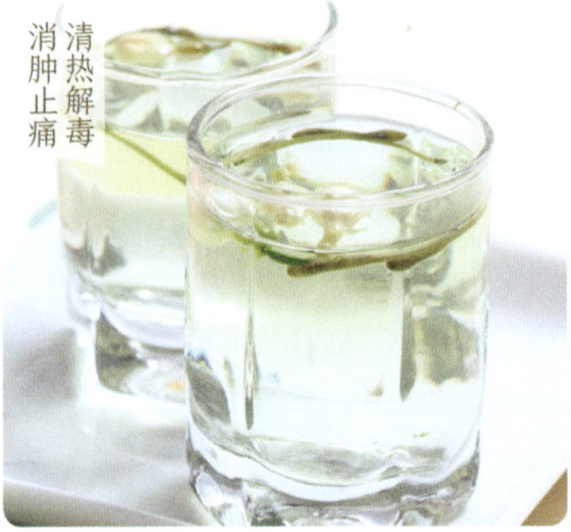

双花茶

材料 金银花 10 克，茉莉花 5 克。

做法 将金银花、茉莉花一起放入杯中，倒入沸水，盖盖闷泡 5 分钟即可。

功效 金银花可清热解毒，茉莉花可理气止痛。二者搭配，可以缓解牙痛。

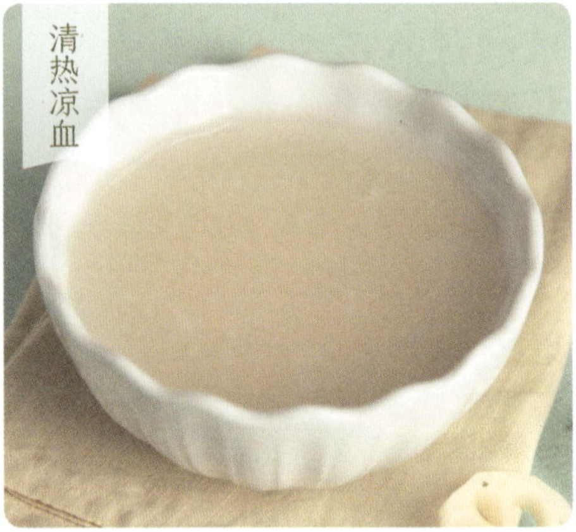

萝卜鲜藕汁

材料 莲藕 150 克，白萝卜 100 克。

做法

1. 白萝卜洗净，去皮，切块；莲藕洗净，去皮，切小块。
2. 将白萝卜块、莲藕块放入榨汁机中，加入适量饮用水搅打成汁即可。

功效 白萝卜可清热生津、消食除胀，莲藕可滋阴清胃。二者搭配，可以养阴生津、清热泻火，有效改善胃火上炎所致牙痛。

特效推拿方

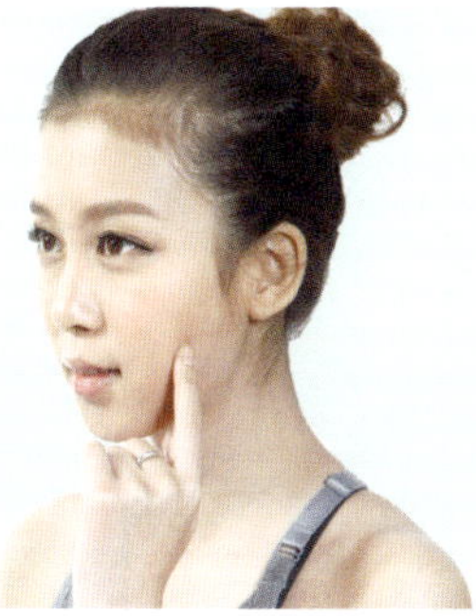

祛风清热，消肿止痛

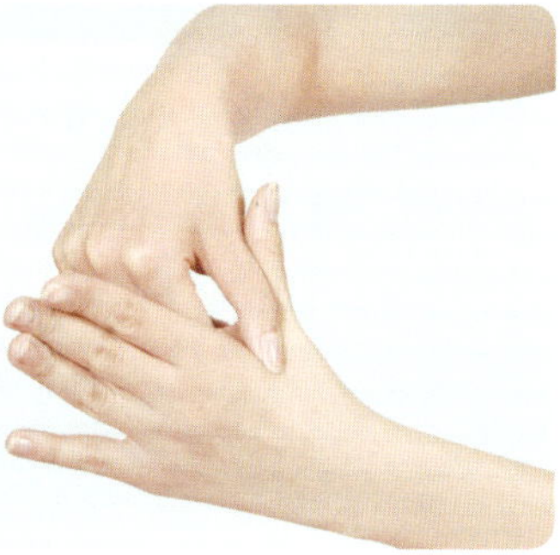

行气活血，通络止痛

按揉颊车穴

取穴 在面部，下颌角前上方约一横指（中指），当咀嚼时咬肌隆起最高点处。

方法 用食指指腹按揉颊车穴2分钟，以有酸胀感为度。

功效 清热通络，可缓解胃经郁火所致牙痛。

按揉合谷穴

取穴 在手背，第1、2掌骨之间，约平第2掌骨中点处。

方法 用拇指指腹按揉合谷穴3~5分钟，以有酸胀感为度。

功效 调和气血、通络止痛，可缓解头痛、咽喉肿痛、目赤肿痛、牙痛等。

居家用药方

牛黄解毒丸

功效 清热解毒。

适用病证 火热内盛导致的咽喉肿痛、牙龈肿痛、口舌生疮、目赤肿痛。

使用禁忌 忌食辛辣刺激性食物。

禁忌人群 孕妇慎用。

牛黄清胃丸

功效 清泻胃火。

适用病证 心胃火盛导致的头晕目眩，口舌生疮，牙龈肿痛，便秘尿赤。

使用禁忌 忌食辛辣刺激食物，戒除烟酒。

禁忌人群 孕妇慎用。

杨力教授答疑

问 怎样刷牙可以预防牙痛？

答 坚持早晚刷牙，采取正确的刷牙方法，即顺牙缝方向竖刷，先里后外，力量适度。横刷用力过大，既不易清洁牙间污物，又可能损伤牙周组织，导致牙痛。

口腔溃疡 清热消火，口不生疮

中医认为，心开窍于舌，胃与口相通，心胃积热则热邪上蒸，易致口舌溃疡；阴虚火旺时，虚火上炎亦可引发口腔溃疡。因此，改善口腔溃疡，多以滋阴清热和清热解毒为主。

精选食疗方

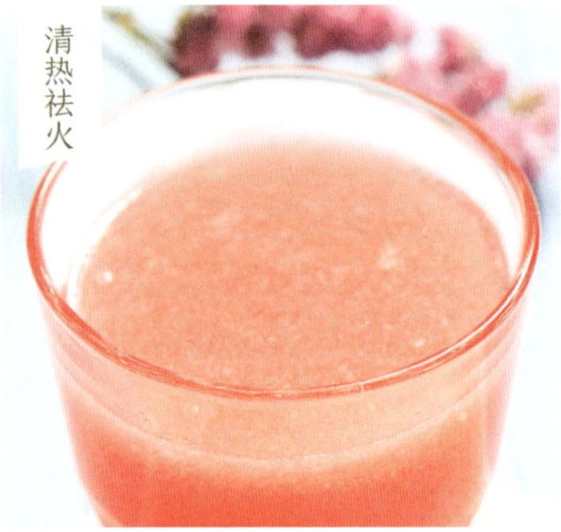

西瓜汁

材料 西瓜 150 克。

做法 西瓜去皮除子，加适量饮用水榨汁即可。饮用时，让其在口中停留 2 分钟再咽下去。

功效 西瓜可清热降火，制成汁后，可以有效缓解口腔溃疡不适。

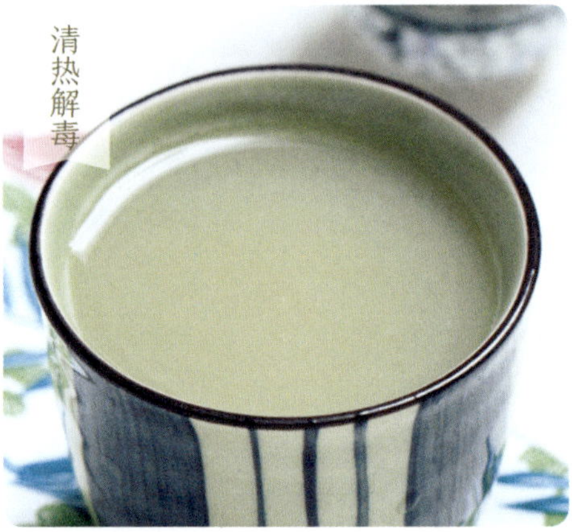

蒲公英大米绿豆浆

材料 绿豆 60 克，大米、蒲公英各 20 克。

做法

1. 绿豆淘洗干净，用清水浸泡 4 ~ 6 小时；大米淘洗干净；蒲公英放入锅中，加适量水，煮沸后去渣取汁。
2. 将大米和绿豆一同倒入豆浆机中，加入蒲公英汁，再加适量清水打成豆浆即可。

功效 清热解毒、消肿。

特效推拿方

清火止痛

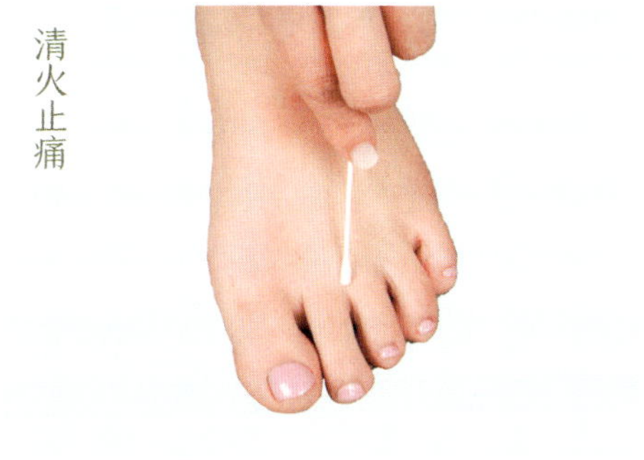

清心火，止疼痛

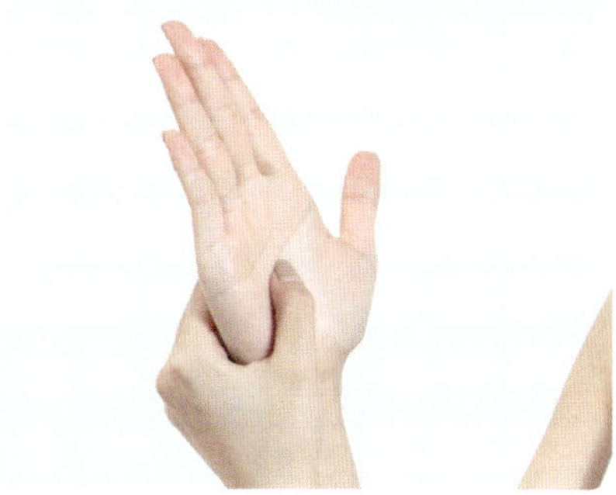

按揉内庭穴

取穴 在足背，当第2、3趾间，趾蹼缘后方赤白肉际处。

方法 每天早晚可用大拇指按揉内庭穴1分钟左右。也可以拿一个钝头的小棉棒按摩，使穴位刺激更充分。

功效 清泻胃火，缓急止痛。尤其是胃火造成的口臭、咽喉肿痛、牙痛、大便秘结等不适，可以多按内庭穴缓解。

按压劳宫穴

取穴 在手掌区，横平第3掌指关节近端，第2、3掌骨之间，偏于第3掌骨处。

方法 用拇指指腹按压劳宫穴，每次2~3分钟，以有酸胀感为度。

功效 清泻心火，可缓解因心火上炎所致口腔溃疡、口臭等。

居家用药方

口炎清颗粒

功效 滋阴清热，解毒消肿。

适用病证 用于阴虚火旺所致口腔溃疡。

使用禁忌 忌烟酒及辛辣、油腻食物。

禁忌人群 孕妇、哺乳期女性、年老体弱者慎用。

清胃黄连丸

功效 清胃热，解毒消肿。

适用病证 用于心胃火盛所致口舌生疮、牙龈肿痛、面赤腮肿、口舌干燥、咽喉肿痛等。

使用禁忌 忌烟酒及辛辣食物。

禁忌人群 孕妇慎用。

头痛 通络止痛，养护脑髓

中医认为头痛主要与外感风邪、肝阳上亢、气血亏虚、痰湿阻滞等因素有关。外感风邪是头痛的常见原因之一，风邪侵袭人体，导致经络不通，气血运行受阻，从而引起头痛。

精选食疗方

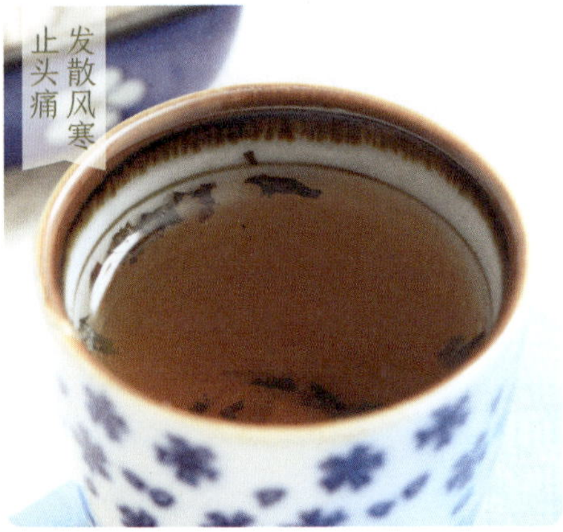

姜糖苏叶茶

材料 紫苏叶10克，生姜5片，红糖适量。

做法 将紫苏叶、生姜洗净，同红糖一起放入杯中，冲入沸水，盖盖闷泡约3分钟即可。

功效 生姜可暖阳散寒；紫苏叶可散寒解表，行气和胃。二者搭配红糖，可帮助发散风寒，缓解风寒感冒的头痛症状。

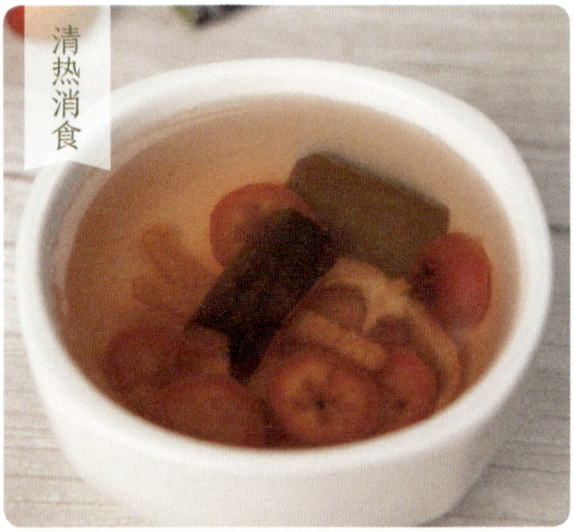

山楂陈皮冬瓜饮

材料 山楂20克，陈皮15克，冬瓜皮30克。

做法

1. 山楂去核，洗净，切片；陈皮、冬瓜皮洗净备用。
2. 锅内加水，放入山楂片、陈皮、冬瓜皮，煮沸后小火煮15~20分钟，去渣取汁即可。

功效 陈皮可理气和中，冬瓜皮可清热消肿，山楂可消食化积。三者搭配可缓解脾胃不和或湿热引起的头痛。

特效推拿方

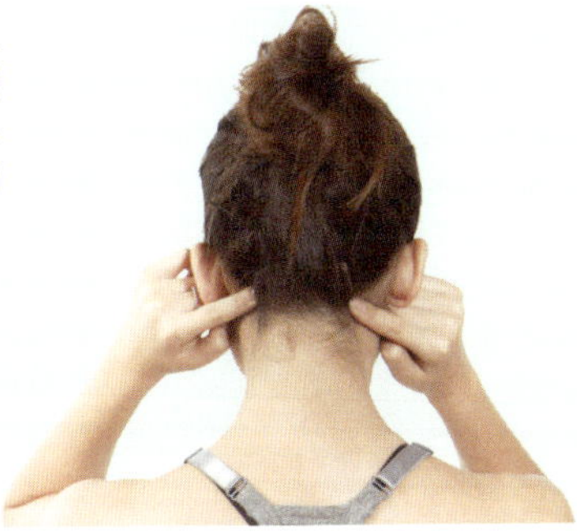

缓解头痛

按揉风池穴

取穴 在颈后，枕骨之下，胸锁乳突肌上端与斜方肌上端之间的凹陷处。

方法 用食指指腹按揉风池穴1~3分钟。

功效 祛风解表。可以缓解外感风邪导致的头痛、发热、鼻塞、头项强痛等表证。

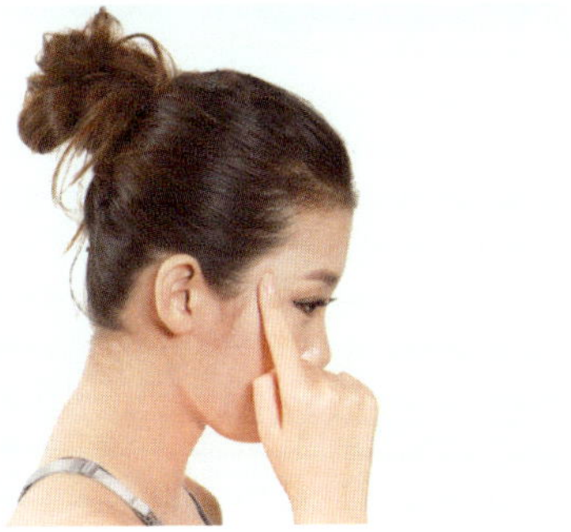

健脑提神

按揉太阳穴

取穴 在头部，眉梢与目外眦之间，向后约一横指的凹陷处。

方法 每天临睡前及早晨醒时，用食指指腹按揉太阳穴1分钟。

功效 可改善头部血液循环，健脑提神，消除疲劳，缓解疼痛症状。

居家用药方

川芎茶调散

功效 疏风止痛，清利头目。

适用病证 用于风邪头痛，伴有恶寒、发热、鼻塞等症状。

使用禁忌 忌烟酒及辛辣食物。

禁忌人群 孕妇慎用；血虚头痛者不宜用。

芎菊上清丸

功效 清热解表，散风止痛。

适用病证 用于因感受风邪所致偏正头痛，伴有恶风身热、头晕目眩、牙痛等。

使用禁忌 忌烟酒及辛辣食物。

禁忌人群 肝阳上亢头痛者和体虚者慎用。

杨力教授答疑

问 什么样的头痛，需要立即前往医院就诊？

答 既往无头痛史而近期频发头痛；轻微头痛变得越来越痛；睡眠中常常痛醒；头痛性质改变；头痛兼有发热、颈强直、视力下降、身体虚弱、走路不稳，甚至晕厥等症状。

失眠 清心安神，睡眠香甜

失眠，为各种原因引起的入睡困难、睡眠深度不足或频度过短（浅睡性失眠）、早醒及睡眠时间不足或质量差等。中医认为，心主神志，人一旦气血不足、心气虚弱，就会出现失眠症状。调理失眠以养心安神为主。

精选食疗方

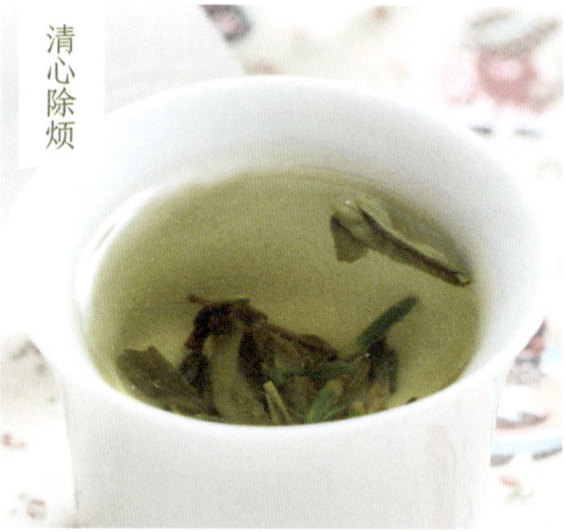

安神茶

材料 莲子心1.5~3克，绿茶2克。

做法 将莲子心、绿茶一起放入杯中，倒入沸水，盖盖闷泡3~5分钟即可。

功效 莲子心可养心安神、健脾除烦，与绿茶搭配有助于缓解头晕目眩、烦躁不安。睡眠不佳时饮用，效果更佳。

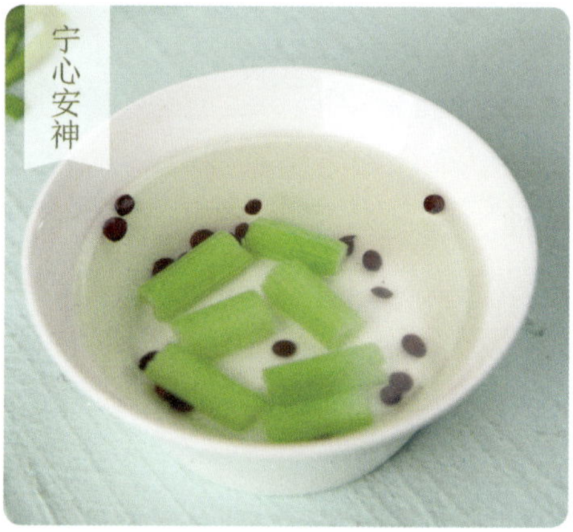

枣仁芹菜汤

材料 鲜芹菜90克，酸枣仁9克。

做法 芹菜洗净，切段后同酸枣仁一起放入锅中，加适量水，共煮为汤即可。

功效 酸枣仁可宁心安神，芹菜可清热镇静。二者搭配，可以有效缓解焦虑情绪，帮助睡眠。

特效推拿方

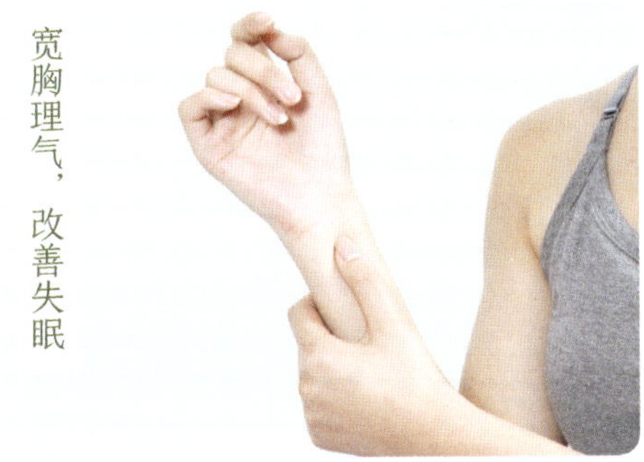

按揉内关穴

取穴 在前臂前区，手握拳或上抬，腕掌侧中间凸出的两筋之间，腕横纹上2寸。

方法 用一只手的拇指稍用力向下点压对侧手臂的内关穴，保持压力不变，继而旋转揉动，每次按揉1～3分钟。

功效 和胃降逆，宽胸理气。可改善失眠、胸闷、心悸等。

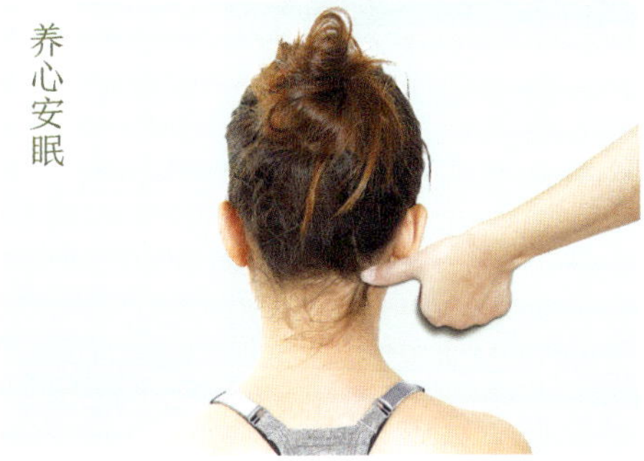

按压安眠穴

取穴 耳后突起的骨骼正下方。

方法 用拇指指腹按压安眠穴2分钟。

功效 养心安神，能够促进睡眠。

居家用药方

朱砂安神丸

功效 清热养血，镇惊安神。

适用病证 心火亢盛、阴血不足所致失眠。

使用禁忌 不宜长期服用。

禁忌人群 肝肾功能不全者禁用；孕妇禁用。

天王补心丸

功效 补心安神，滋阴养血。

适用病证 心阴不足、心血亏虚所致心悸健忘、失眠多梦、大便干燥。

使用禁忌 不宜长期服用，不宜饮用浓茶、咖啡等刺激性饮品。

禁忌人群 肝肾功能不全者禁用；孕妇禁用。

肩周炎 散寒通络，止疼痛

肩周炎，民间俗称“漏肩风”“冻结肩”，中医认为其发病主要是因阳气不足或气血亏虚，导致肩部长期受到风、寒、湿的侵袭，造成肩部气血瘀阻不通所致。调理以散寒通络、止疼痛为主。

精选食疗方

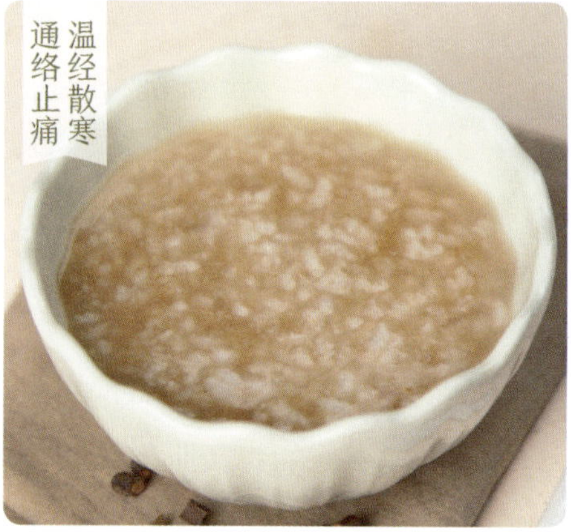

双桂粥

材料 肉桂 2 克，桂枝 10 克，大米 80 克。

调料 红糖适量。

做法

1. 将肉桂、桂枝放入锅中，分别加适量水煎2次，每次20分钟，去渣合并煎液。
2. 大米加适量水煮粥，待煮沸时，放入煎液和红糖，同煮成粥即可。

功效 散寒通络、祛风止痛。

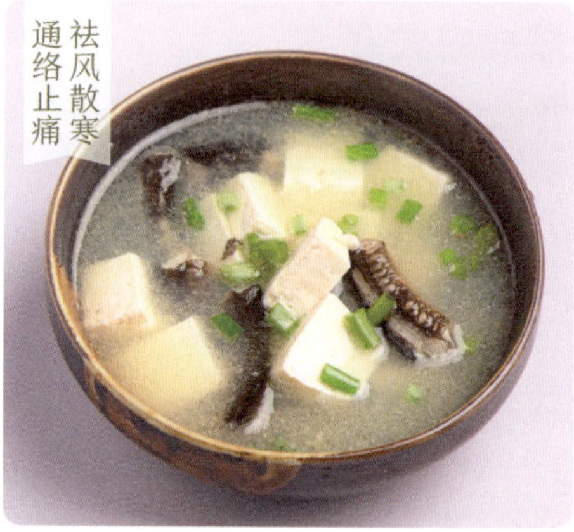

鳝鱼豆腐汤

材料 鳝鱼 200 克，豆腐 300 克。

调料 葱花、姜丝、蒜末各适量，盐2克，胡椒粉少许。

做法

1. 鳝鱼治净，切段，焯水捞出；豆腐洗净，切块，焯水捞出。
2. 锅内倒油烧至七成热，放入鳝鱼段煎至两面略金黄时，放入姜丝、蒜末翻炒，加水没过鳝鱼烧开，放入豆腐块煮 15 分钟，加盐、胡椒粉、葱花即可。

功效 鳝鱼可以祛风散寒，强筋骨；豆腐可以补钙壮骨。

特效推拿方

缓解肩颈疼痛

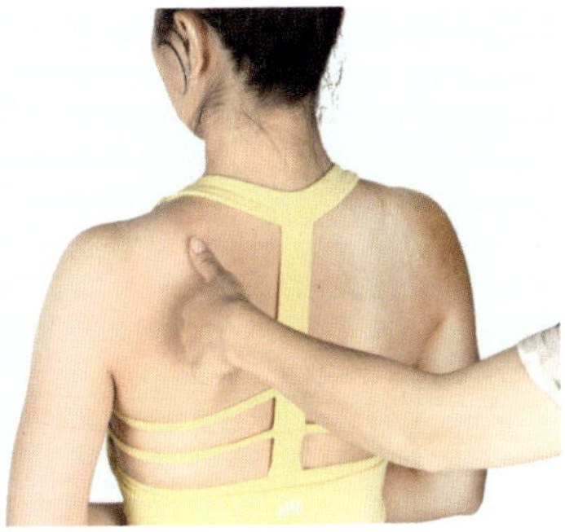

按揉肩中俞穴

取穴 在背部，第 7 颈椎棘突下，后正中线旁开 2 寸处。左右各一。

方法 用拇指指腹按揉肩中俞穴，并做环状运动，力度要适中，每次 3～5 分钟，每天 2 次。

功效 可以缓解肩周炎引起的肩颈疼痛。

通络止痛

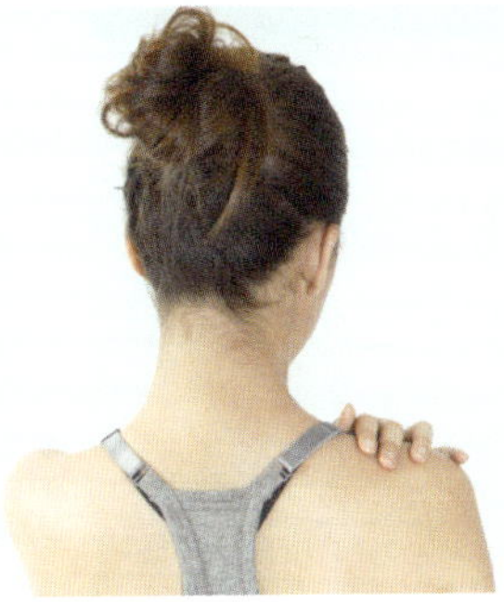

点按肩井穴

取穴 在肩胛区，第 7 颈椎棘突与肩峰最外侧连线的中点处。

方法 用食、中二指点按肩井穴 2 分钟，以透力为度，使肩部或胸部、上肢出现麻木感。

功效 经常点按肩井穴，有助于缓解肩周炎等病引起的肩颈肌肉痉挛、疼痛、上肢酸胀麻木。

居家用药方

小活络丸

功效 活血通络，祛风除湿。

适用病证 风寒湿痹，痰湿阻络所致肢体关节疼痛、酸楚，关节肿大、屈伸不利等。

使用禁忌 忌烟酒及辛辣、生冷、油腻食物。

禁忌人群 月经期女性及孕妇禁用。

木瓜丸

功效 祛风散寒，除湿通络。

适用病证 风寒湿邪闭阻，经络不通所致关节疼痛、肿胀、屈伸不利、局部畏风、肢体麻木、腰膝酸软。

使用禁忌 不可过量服用。

禁忌人群 孕妇禁用，风湿热痹者慎用。

颈椎病 祛风散寒，呵护颈椎

颈椎病，是一种以颈椎间盘退行性病理改变为基础的疾患。中医认为，不管具体致病原因如何，其根源都是由颈部受风寒湿邪侵扰阻滞经络，导致气血不通，引发疼痛。调理以祛风散寒为主。

精选食疗方

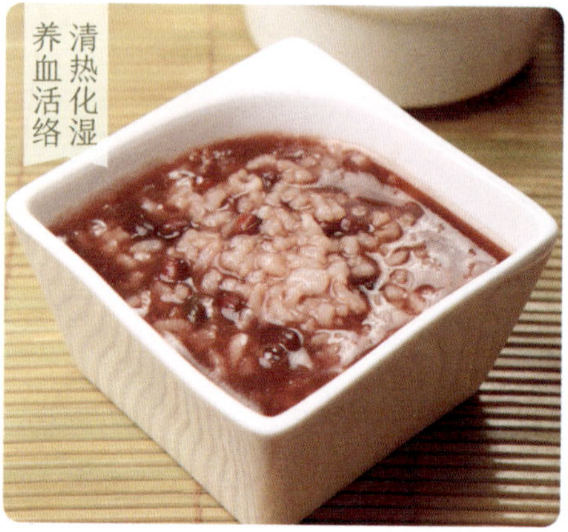

葛根红豆粥

材料 葛根12克，红豆20克，大米30克。

做法

❶ 葛根水煎后去渣取汁，加入红豆、大米，大火煮沸。

❷ 用小火熬至粥成即可。

功效 葛根可清热解肌，红豆可除湿消肿。二者与大米搭配，可改善颈项部不适。

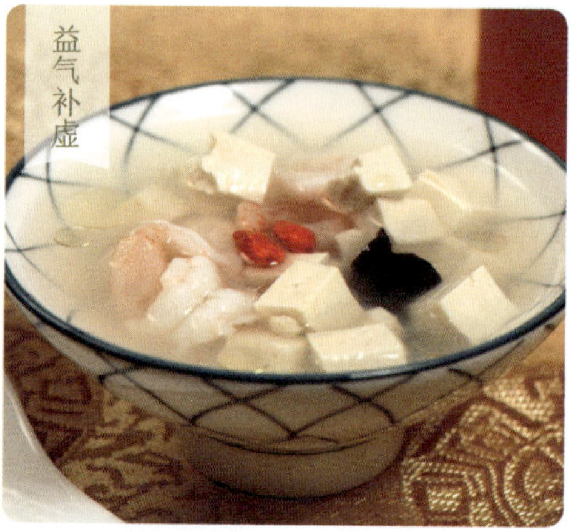

一品豆腐汤

材料 豆腐100克，水发海参、虾仁、鲜贝各25克，枸杞子少许。

调料 盐、白糖各适量。

做法

❶ 豆腐洗净，切丁；水发海参剖开，去内脏后洗净，切丁；虾仁去肠线后洗净，切丁；鲜贝洗净，切丁。

❷ 锅置火上，倒入适量清水烧开，放入上述食材和枸杞子煮3分钟，加入盐、白糖调味即可。

功效 益气补虚、强壮骨骼。

特效推拿方

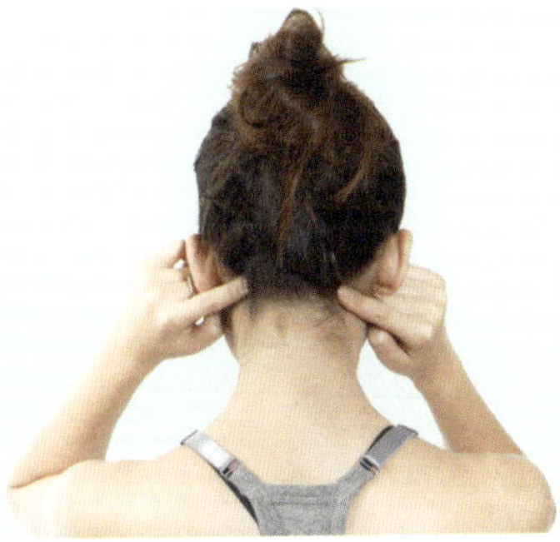

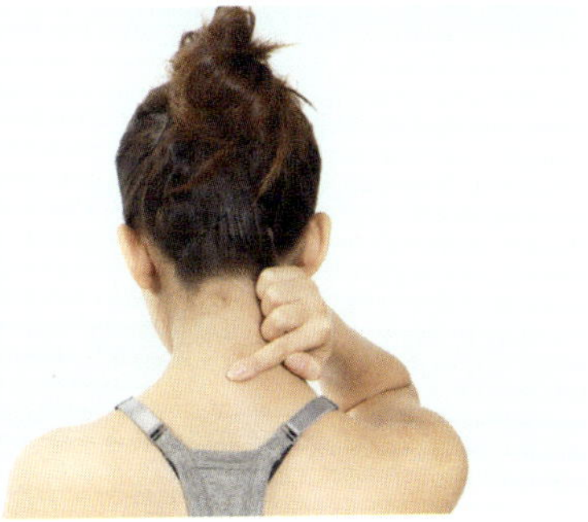

点揉风池穴

取穴 在颈后，枕骨之下，胸锁乳突肌上端与斜方肌上端之间的凹陷处。

方法 用食指指腹点揉风池穴1分钟，再轻轻向后提拉3次。

功效 祛风散寒，可以调理因外感风寒引发的颈椎酸痛、头痛、眩晕等。

按揉大椎穴

取穴 在颈后部，第7颈椎棘突下凹陷中，后正中线上。

方法 用食指指腹按揉大椎穴1~3分钟，以有酸胀感为度。

功效 有助于促进血液循环，防治颈椎病。

居家用药方

颈复康颗粒

功效 活血通络，散风止痛。

适用病证 用于风寒湿痹阻引起的颈椎病，症见头痛头晕、颈项强痛、肩背酸痛。

使用禁忌 忌食生冷、油腻及辛辣刺激性食物。

禁忌人群 孕妇禁用。

颈痛颗粒

功效 活血化瘀，行气止痛。

适用病证 适用于气滞血瘀、脉络闭阻所致颈肩及上肢疼痛、发僵或发麻。

使用禁忌 忌烟酒及辛辣、生冷、油腻食物。

禁忌人群 月经期女性及孕妇禁用。

杨力教授答疑

问 为何背部受寒湿侵扰，也会引发颈椎病呢?

答 背部是人体阳气最盛的部位，也是最容易受寒湿侵袭的部位。背部有膀胱经和督脉循行，如果背部受寒湿日久，会循经引起颈椎病、肩周炎、腰椎间盘突出、腰肌劳损及慢性腰腿痛等疾病。

专题 常见病外用小偏方

预防晕车：生姜片贴肚脐止呕

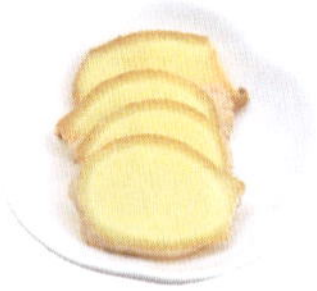

做法：取鲜生姜2片。一片贴于肚脐眼处（神阙穴），用胶布或伤湿止痛膏固定。另一片贴在手上内关穴处，用胶布或手帕包扎固定即可。

手脚冰凉：艾叶泡脚祛寒凉

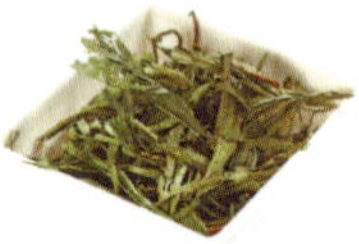

做法：取艾叶1把。将艾叶撕碎后放入木桶中，倒入沸水，待艾叶泡开后，加入适量清水，调至自己能接受的温度（40～42℃），即可开始泡脚。每天1次，睡前为宜，泡至全身微微出汗为度。

足跟干裂：香蕉甘油连涂1周能缓解

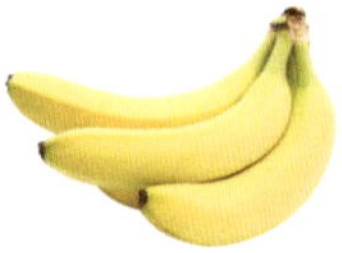

做法：取香蕉1根、甘油10毫升。将香蕉肉放在容器中，捣成泥，与甘油混合均匀。开裂处用温水洗净，将香蕉泥涂抹在患处，反复搓揉，每天1次，连续使用1周左右。

牙痛难忍：白酒花椒水止牙痛

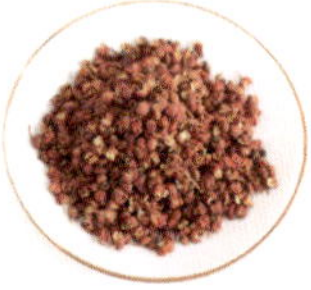

做法：取花椒10克、白酒30克。将花椒放入锅中，加入适量清水，煮约5分钟后，加入白酒，煮片刻关火，待自然冷却，将花椒过滤掉，将白酒花椒水倒入杯中备用。牙痛时，用棉签蘸花椒水放到牙痛的部位，用牙紧咬住即可。

咽喉痛：含漱金银花清利咽喉

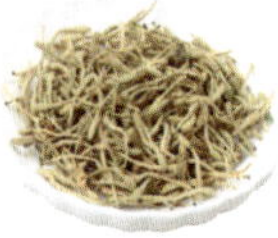

做法：取金银花5克。将金银花放入锅内，加入适量清水，煎煮约10分钟，去渣取汁。待凉后取汁含漱，每天早晚各1次，可缓解因上火引起的咽喉疼痛。

PART 4

调理慢病 防大病

高血压 平抑肝阳，稳控血压

高血压常表现为血压升高。一般认为，在未使用降压药的情况下，如诊室血压≥ 140/90mmHg（毫米汞柱），则为血压升高，伴随头晕、头痛、耳鸣、失眠、胸闷、气短、健忘、乏力等症状。中医认为，高血压多因肝阳上亢引起，调治多以平抑肝阳、补益肝肾为主。

精选食疗方

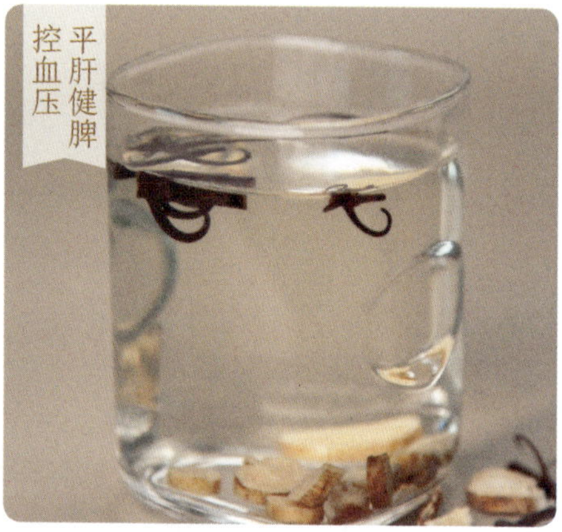

钩藤白术饮

材料 白术 6 克，钩藤 10 克。

调料 冰糖适量。

做法

1. 钩藤用清水泡透。
2. 白术加适量水小火煎煮 30 分钟，再加入钩藤煎煮 10 分钟，去渣取汁，加入冰糖调味即可。

用法 顿服，每日 1 剂。

功效 钩藤可平肝息风，白术可燥湿健脾。二者搭配有助于缓解肝阳上亢型高血压之头晕、头痛等。

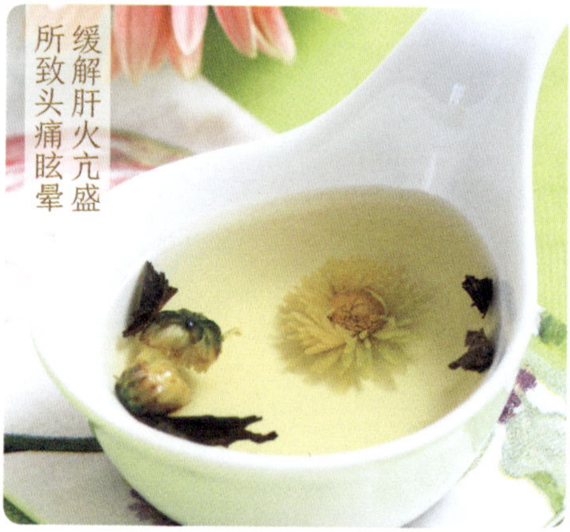

菊花茶

材料 菊花 5 克。

做法 将菊花放入杯中，倒入沸水，泡 3～5 分钟即可。

功效 菊花茶可清肝火、明目，有助于缓解肝火亢盛高血压所致头痛眩晕等症状。

特效推拿方

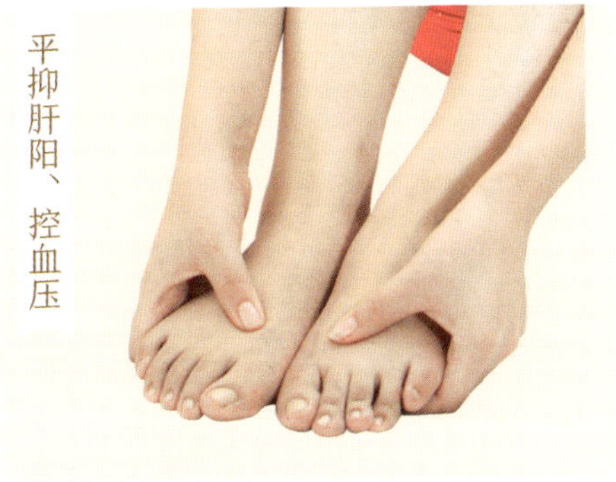

按揉太冲穴

取穴 在足背，在第 1、2 跖骨结合部凹陷中。

方法 用拇指指腹按揉太冲穴 3 分钟，以有酸、胀、痛感为度。

功效 疏肝理气，平肝潜阳。可缓解肝阳上亢之高血压。

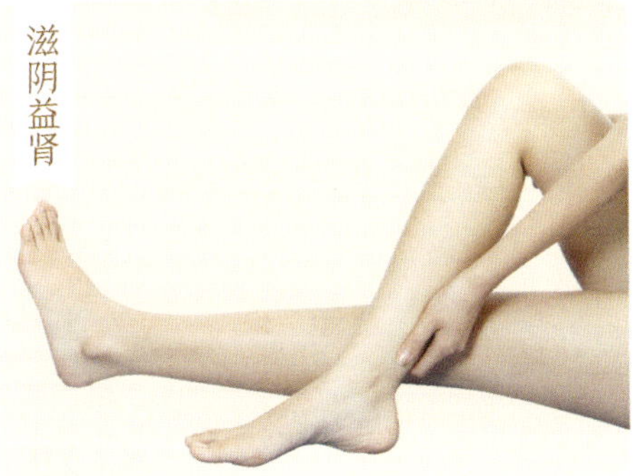

按揉太溪穴

取穴 足内侧，内踝骨与跟腱之间的凹陷处。

方法 用对侧手的拇指指腹按揉太溪穴 3 分钟，力量柔和，以有酸胀感为度。

功效 滋阴益肾。可缓解肾阴不足导致肝阳上亢之高血压引起的头痛、目眩等。

居家用药方

牛黄降压丸

功效 清心化痰，平肝安神。

适用病证 用于心肝火旺，痰热壅盛所致头晕目眩、头痛失眠、烦躁不安。高血压见上述症状者。

使用禁忌 忌食寒凉、油腻食物。

禁忌人群 腹泻者及孕妇禁用。

安宫降压丸

功效 清热镇惊，平肝潜阳。

适用病证 用于肝阳上亢、肝火上炎所致眩晕，症见头晕、目眩、心烦、目赤、口苦、耳鸣耳聋。高血压见上述症状者。

使用禁忌 忌食辛辣、肥甘油腻、动火生痰的食物；不宜与藜芦同用。

禁忌人群 痰湿中阻，清阳不升之眩晕、头痛者及孕妇慎用；过敏者慎用。

糖尿病 健脾益肾，止消渴

在中医理论中，糖尿病属于“消渴”的范畴，以口渴多饮、尿频量多、形体渐瘦为主要特征，可由先天禀赋不足、后天的饮食不调、情志失调、劳欲过度等诸多因素引起。调理从健脾益肾入手，缓解糖尿病的相关症状。

精选食疗方

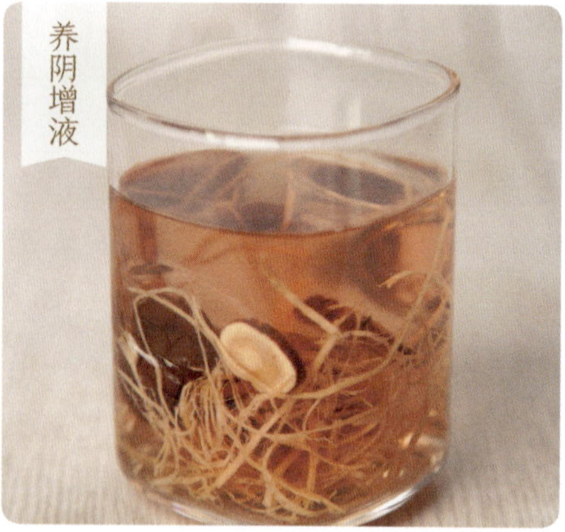

竹茹饮

材料 竹茹 10 克，乌梅 3 克，甘草 1 克。

做法 将上述材料洗净后加水煎煮，取汁代茶饮即可。

功效 竹茹可清热化痰，乌梅可生津止渴，甘草调和诸药。三者搭配有助于改善糖尿病之口渴、多尿、消瘦等症状。

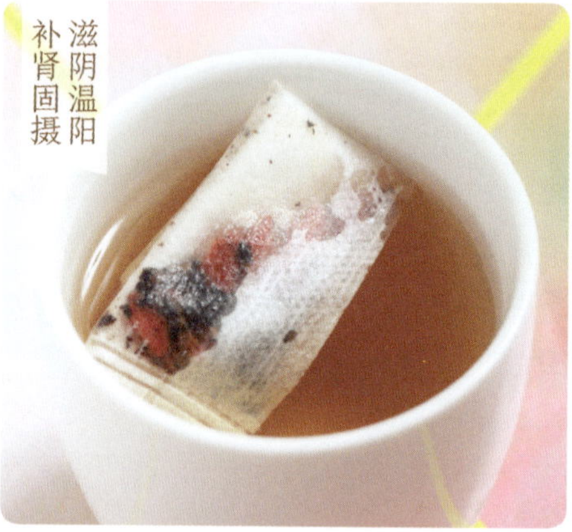

五味枸杞饮

材料 五味子、枸杞子各 6 克。

做法

❶ 五味子捣碎，和枸杞子一同装入茶包。

❷ 将茶包放入杯中，用开水冲泡 1 分钟，倒掉水，再用开水闷泡 20 分钟即可。

功效 五味子可益气生津，枸杞子可滋补肝肾，二者搭配，能改善口干烦渴。

特效推拿方

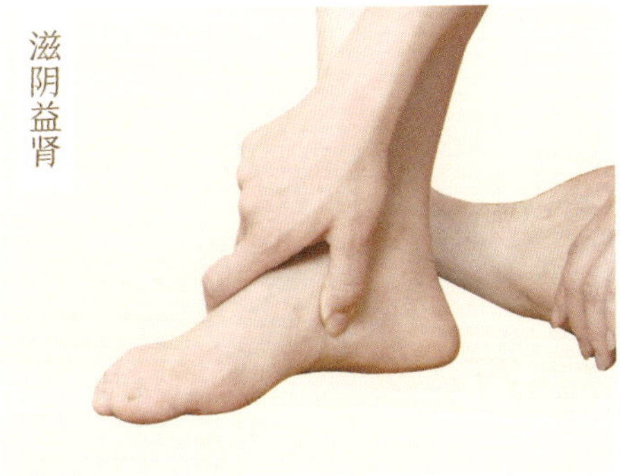

按揉然谷穴

取穴 位于足内侧缘，足舟骨粗隆下方，赤白肉际处。

方法 用拇指指腹按揉然谷穴3分钟，以有酸、胀、痛感为度。

功效 滋阴益肾，缓解烦渴。可改善阴虚火旺导致的消渴、内心烦乱、口干舌燥。

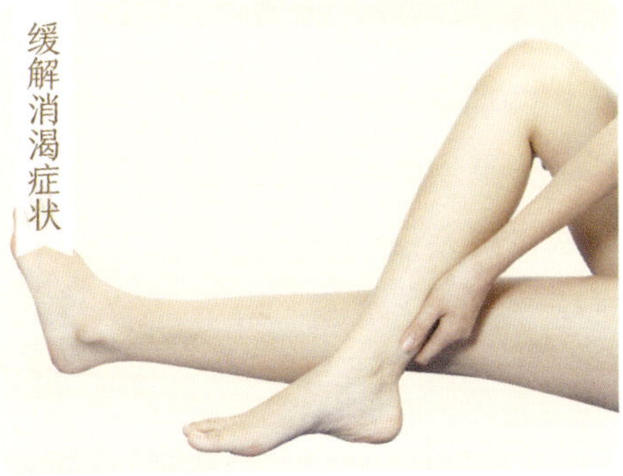

按揉太溪穴

取穴 位于足内侧，内踝尖与跟腱之间的凹陷处。

方法 用拇指指腹按揉太溪穴3~5分钟，以有酸胀感为宜。

功效 滋阴降火，补肾培元。可改善阴虚消渴的相关症状。

居家用药方

栀子金花丸

功效 清热泻火，凉血解毒。

适用病证 用于肺胃热盛型糖尿病引起的大便秘结、口舌生疮、形体消瘦。

使用禁忌 忌烟酒及辛辣食物；不宜在服药期间同时服用滋补性中药。

禁忌人群 孕妇慎用。

右归丸

功效 温补肾阳，填精止遗。

适用病证 用于肾阳不足，命门火衰所致消渴、腰痛、遗精、泄泻。

使用禁忌 忌食生冷、油腻食物。

禁忌人群 阴虚火旺、心肾不交、湿热下注而扰动精室者慎用；湿热下注所致阳痿者慎用；暑湿、湿热、食滞伤胃和肝气乘脾所致泄泻者慎用。孕妇禁用。

血脂异常 消滞化瘀，降血脂

在中医理论中，血脂异常属“痰湿”“血瘀”的范畴，其病因为脏腑功能失调，过食肥腻厚味所致。中医调理以燥湿化痰、健脾益气、消导豁痰、利湿化瘀为主。

精选食疗方

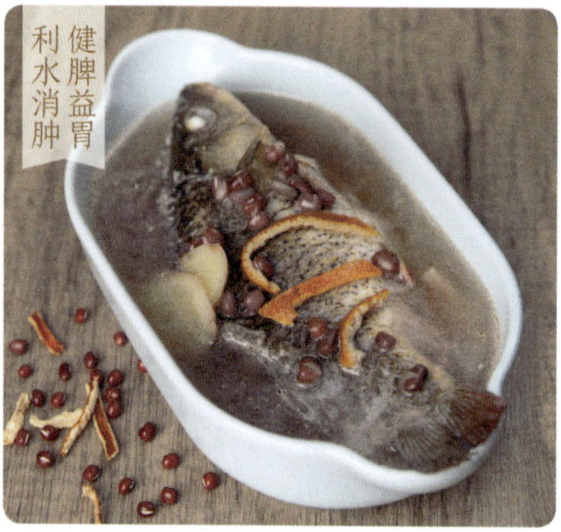

赤小豆鲤鱼汤

材料 鲤鱼1条，赤小豆（即红豆）50克，陈皮10克。

调料 姜片、盐、淀粉各适量。

做法

① 鲤鱼治净，裹淀粉过油煎一下；赤小豆洗净，浸泡4小时。

② 锅中加水烧开，加赤小豆、陈皮、姜片，熬煮1小时，放入鲤鱼煮熟后加盐调味即可。

功效 赤小豆可健脾祛湿，鲤鱼可利水下气，二者搭配制成汤能调节血脂，特别适合痰湿体质的人。

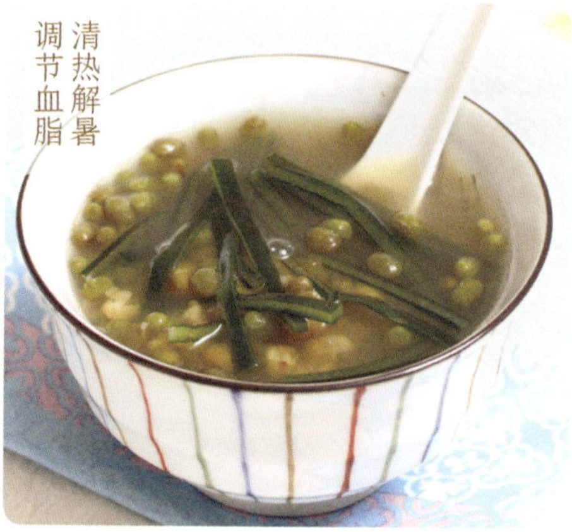

海带绿豆汤

材料 绿豆60克，海带100克。

调料 冰糖适量。

做法 绿豆和海带洗净，海带切丝，与绿豆一同放入锅中加水煮熟，最后加冰糖调味即可。

功效 海带和绿豆都具有清热解毒、调节血脂的功效，搭配食用效果更显著。

特效推拿方

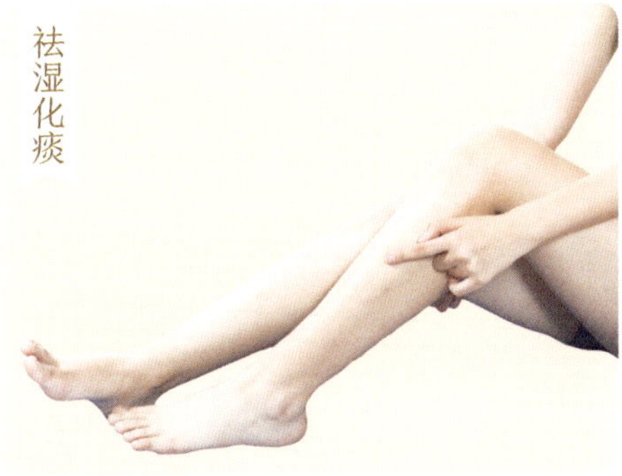

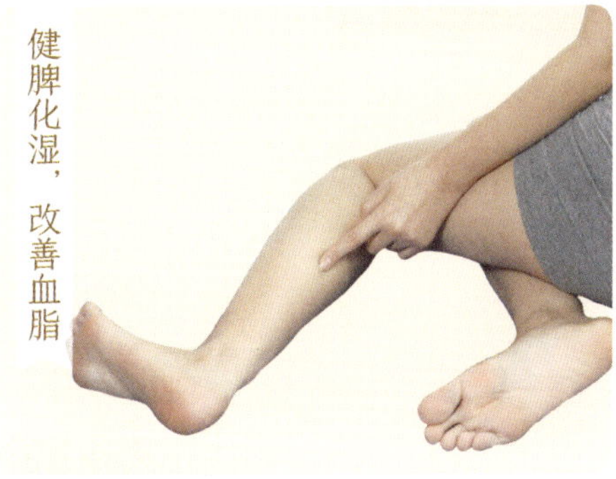

按揉丰隆穴

取穴 在小腿外侧，外踝尖上8寸，胫骨外1.5寸，两筋间的凹陷处。

方法 用食指指腹稍用力按揉丰隆穴3~5分钟，以有酸胀感为度。

功效 健脾利湿，化痰消脂。可调理肥胖、咳嗽、哮喘、头痛、眩晕、水肿等。

按揉承山穴

取穴 位于小腿后侧正中，当伸直小腿或足跟上提时，腓肠肌肌腹下出现的中央凹陷处。

方法 用食指指腹按揉承山穴3~5分钟。

功效 祛湿消肿。可改善脾虚湿盛型血脂异常。

居家用药方

血脂康胶囊

功效 化浊降脂，活血化瘀，健脾消食。

适用病证 用于脾虚运化失常、痰湿阻滞、血脉不畅之血脂异常。

使用禁忌 忌食油腻、辛辣食物。

禁忌人群 活动性肝炎或无法解释的血清转氨酶升高者慎用；孕妇和哺乳期女性禁用。

山楂精降脂片

功效 行气散瘀，降脂消积。

适用病证 用于血脉不畅导致的血脂异常，也可以作为冠心病和高血压的辅助治疗。

使用禁忌 忌饮酒、吸烟及辛辣、油腻食物。

禁忌人群 过敏体质者、孕妇慎用。

痛风 健脾除湿，降尿酸

中医认为，痛风是因外受风、寒、湿等病邪侵袭，内有气血阻滞、经络瘀结所致，多见于体形肥胖、嗜食油腻、少动多坐之人，发病时以局部下肢关节红肿热痛为特征，也是中医讲的“痹证”。调理痛风，以祛风除湿、活血散寒为主。

精选食疗方

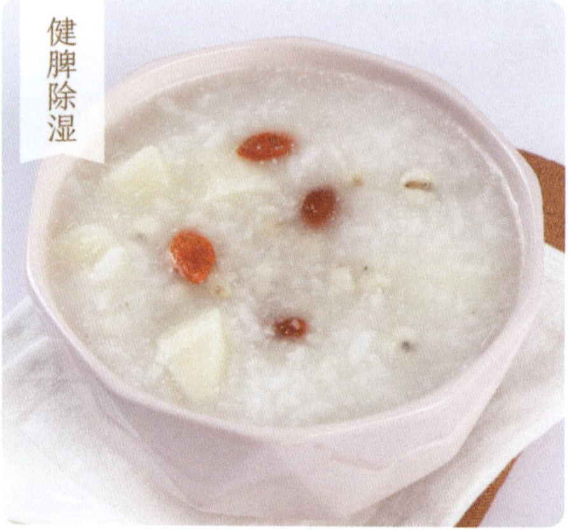

山药薏米茯苓粥

材料 山药50克，薏米30克，大米100克，茯苓粉20克，枸杞子5克。

做法

❶ 山药去皮切小块，泡在水里防止氧化；薏米和大米洗净，浸泡1小时。

❷ 锅内加入适量清水烧开，将薏米和大米放进锅里，大火煮开后转为小火煮烂，再加入山药块和茯苓粉，继续煮20分钟，最后加入枸杞子，焖10分钟关火即可。

功效 健脾化浊，改善痛风。

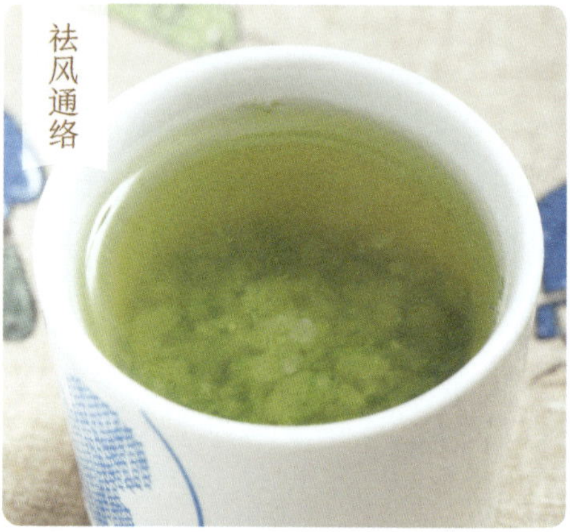

老丝瓜茶

材料 老丝瓜3根。

做法 老丝瓜洗净、切碎，加水煮开，小火熬煮1小时，然后放入冰箱冷藏即可（可存放3天）。

用法 每日取1/3放入杯中代茶饮，当年新收的老丝瓜效果更好。

功效 丝瓜可活血通络，有助于缓解痛风的红肿热痛等症状。

特效推拿方

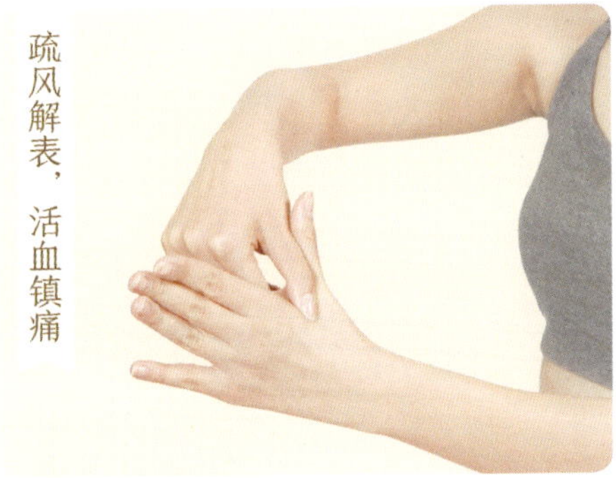

按揉合谷穴

取穴 在手背，第 1、2 掌骨之间，约平第 2 掌骨桡侧中点处。

方法 用拇指指腹按揉合谷穴 3~5 分钟，以有酸胀感为宜。

功效 祛风止痛，通经活络。可缓解颈部、上肢、上腹部的疼痛。

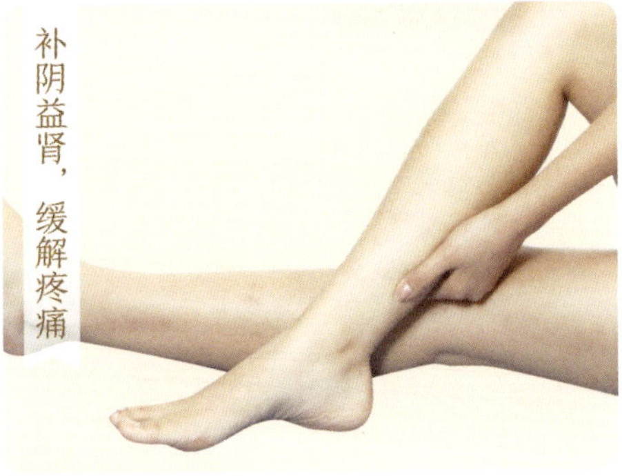

按揉复溜穴

取穴 位于小腿内侧，脚踝内侧中央上二指宽处，胫骨与跟腱之间。

方法 用手掌包住脚腕，用大拇指轻轻地按揉复溜穴 1~3 分钟，至局部有温热感为宜。

功效 补阴益肾，温阳利水。可缓解水肿、指端麻木、腰脊强痛等。

居家用药方

二妙丸

功效 清热燥湿，消肿止痛。

适用病证 用于湿热下注引起的足膝红肿热痛，或下肢痿软无力、下肢丹毒等。

使用禁忌 忌烟酒及辛辣、油腻、生冷等食物。

禁忌人群 孕妇慎用。

正清风痛宁片

功效 祛风除湿，活血通络，消肿止痛。

适用病证 用于风寒湿痹所致肌肉酸痛，关节肿胀、疼痛、屈伸不利、僵硬，肢体麻木。

使用禁忌 忌生冷、寒凉食物。

禁忌人群 哮喘、肝肾功能不全者禁用；孕妇或哺乳期女性禁用。

甲亢 理气活血，化痰消瘿

中医认为，甲亢属“瘿病”范畴，是人体阴虚，加上忧思恼怒过度导致肝郁气滞，疏泄失常，气滞痰凝，壅于颈前，从而出现颈前肿大、急躁易怒、突眼、口苦咽干等甲亢症状。调理以理气活血、化痰为主。

精选食疗方

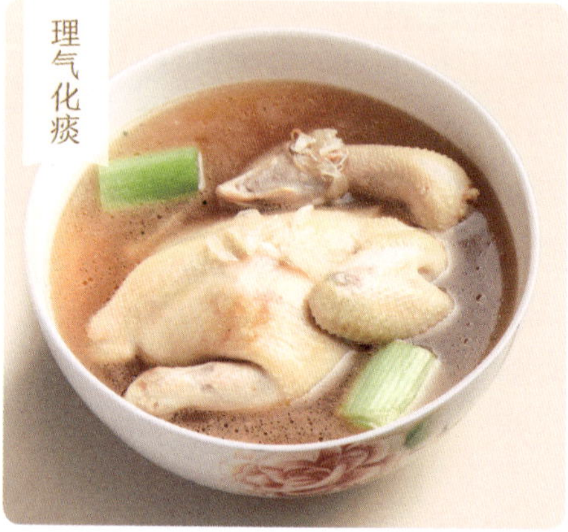

柚子炖鸡

材料 童子鸡1只(约750克)，柚子200克。

调料 姜片、葱段各5克，盐3克，料酒6克。

做法

1. 柚子去皮留肉；童子鸡治净，沸水焯熟，冲去血沫。
2. 把柚子肉纳入鸡腹中，放入锅中，加葱段、姜片、料酒和适量水，炖熟，加盐调味即可。

功效 理气化痰。

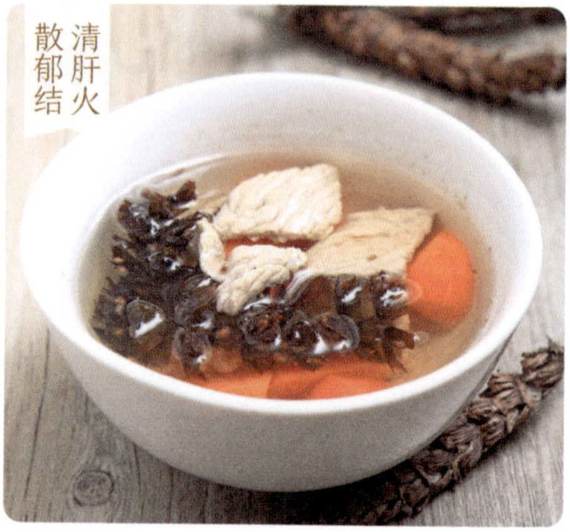

夏枯草猪肉汤

材料 夏枯草5~10克，猪瘦肉50克，胡萝卜100克。

调料 盐适量。

做法

1. 夏枯草洗净，待用；胡萝卜去皮，切块；猪肉洗净，切片。
2. 上述材料一起放入锅内，盖盖，大火煮沸后，小火煲至肉熟烂，加盐调味即可。

功效 夏枯草可清肝泻火、散结消肿，搭配猪肉、胡萝卜煮汤，可调理甲亢。

特效推拿方

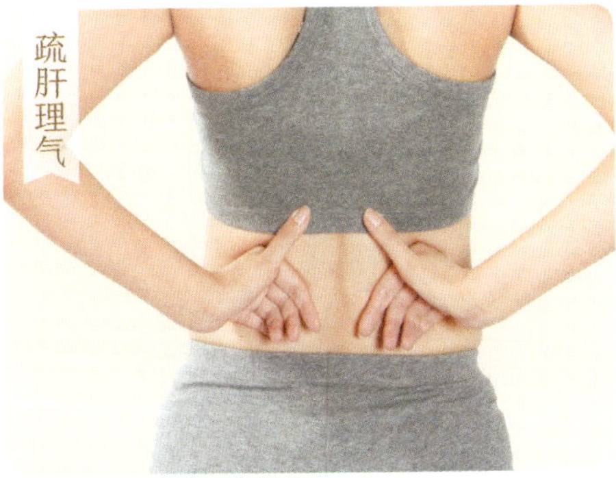

按压肝俞穴

取穴 位于背部第 9 胸椎棘突下，后正中线旁开 1.5 寸。左右各一。

方法 用两手拇指指腹按压肝俞穴 5 秒钟后放松，重复 5 次。

功效 疏肝理气。可缓解甲亢引起的情绪波动、心慌、易怒等。

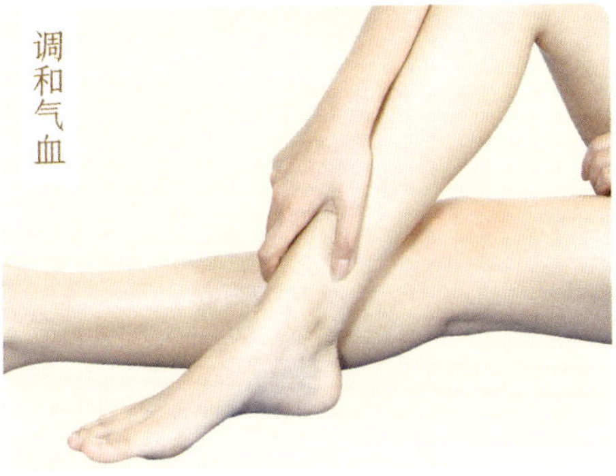

按揉三阴交穴

取穴 位于小腿内侧，内踝尖上 3 寸，胫骨内侧后缘。

方法 用拇指按揉三阴交穴 2 分钟，两侧可同时进行。

功效 滋阴补肾，安神。可调治甲亢引起的心悸、多汗、易激动等。

居家用药方

小金丸

功效 散结消肿，化瘀止痛。

适用病证 用于痰气凝滞所致瘿瘤、瘰疬、乳岩、乳癖等。

使用禁忌 忌食辛辣、海鲜、油腻及刺激性食物，且不宜长期使用。

禁忌人群 孕妇、哺乳期女性及疮疡阳证者禁用；脾胃虚弱者、肾功能不全者慎用。

抑亢丸

功效 育阴潜阳，豁痰散结，降逆和中。

适用病证 用于瘿病引起的突眼、多汗心烦、心悸怔忡、口渴、多食、消瘦、四肢震颤等。

使用禁忌 忌食生冷、辛辣、油腻食物。避免吸烟、饮酒、浓茶、咖啡等。

禁忌人群 对本品过敏者及孕妇禁用。

冠心病 益气，活血，化瘀

在中医理论中，冠心病属于“胸痛”“胸痹”范畴，多因心阳不足，心脉瘀滞所致，以心绞痛、心肌梗死、心律不齐、心力衰竭等病症为主。患者常会出现胸痛、愤怒、焦急、易激动等。中医调理冠心病的思路为益气、活血、化瘀。

精选食疗方

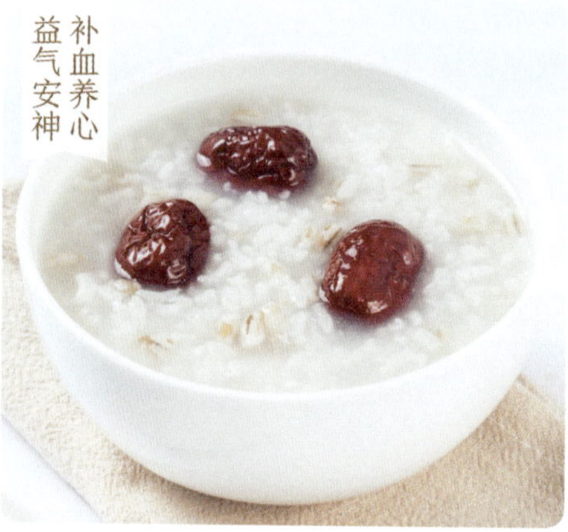

小麦红枣粥

材料 小麦仁50克，红枣6枚，糯米80克。

做法

1. 小麦仁、糯米洗净，浸泡30分钟；红枣洗净，去核。
2. 将小麦仁、糯米、红枣一起放入开水锅中，大火煮沸，改小火煮至粥黏润、烂熟。

功效 小麦可益心健脾，红枣有养血安神的作用。此粥可缓解冠心病患者的焦虑情绪，有助于睡眠。

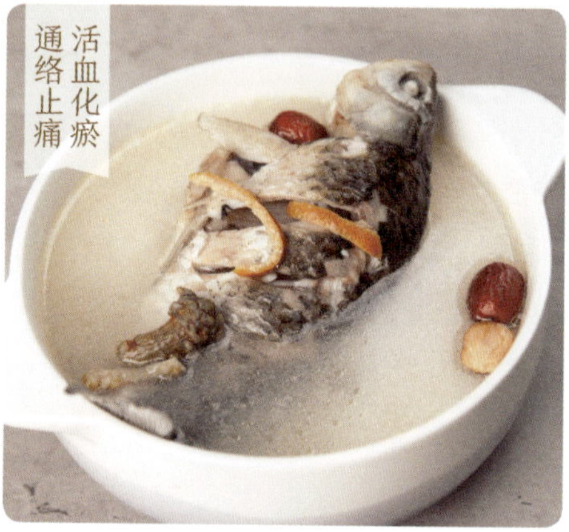

三七红枣鲫鱼汤

材料 三七10克，红枣15克，鲫鱼1条，陈皮5克。

调料 盐适量。

做法

1. 鲫鱼治净，三七、红枣、陈皮分别洗净。
2. 将上述材料一同放入锅中，加500毫升水小火煮30分钟，最后加盐调味即可。

功效 三七可散瘀止痛，红枣可养血安神。此汤可缓解冠心病导致的胸痛。

特效推拿方

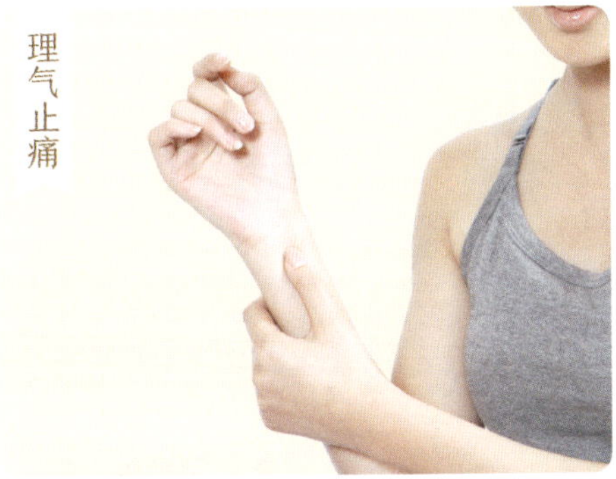

按揉内关穴

取穴 位于前臂掌侧，腕横纹上2寸，掌长肌腱与桡侧腕屈肌腱之间。

方法 用拇指指腹按揉内关穴3~5分钟，以有酸胀感为宜。

功效 理气止痛。可缓解冠心病、心绞痛、心律不齐等导致的胸闷胸痛。

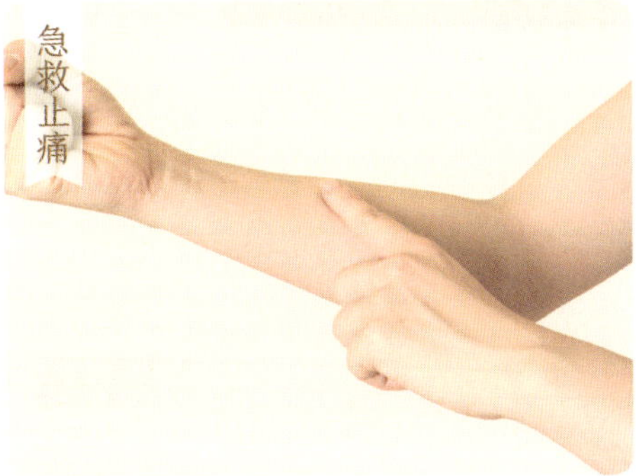

按揉郄门穴

取穴 位于前臂掌侧，腕横纹上5寸，掌长肌腱与桡侧腕屈肌腱之间。

方法 用食指指腹按揉郄门穴3~5分钟，以有酸胀感为宜。

功效 救急止痛。可快速缓解心胸疼痛症状。

居家用药方

复方丹参片

功效 活血化瘀，理气止痛。

适用病证 适用于气滞血瘀所致的胸痹，症见胸前区闷痛，或猝然心痛如绞，痛有定处。

使用禁忌 忌烟酒及生冷、辛辣、油腻食物。

禁忌人群 孕妇、脾胃虚寒者、过敏体质者慎用。

丹七片

功效 活血祛瘀，通脉止痛。

适用病证 用于瘀血闭阻所致胸痹、头痛、痛经等。

使用禁忌 忌食生冷、辛辣、油腻食物，不宜与含藜芦的药物同用。

禁忌人群 孕妇、女性月经期慎用。

杨力教授答疑

问 中医说的“心”和西医说的“心”是一回事吗？

答 中医的“心”不仅指器官，还是涵盖了多种生理功能的综合性概念，比如“心主血脉”，是负责推动血液循环；“心主神志”，是与思维、意识等精神活动有关。而西医的“心”则主要指解剖学上的器官。

结节病 疏肝理气，化痰散结

中医认为，结节病属于积聚类疾病，多由气滞、血瘀、痰浊蕴结于脏腑组织导致，表现为甲状腺结节、肺结节、乳腺结节等。调理时以疏肝理气、活血化瘀、化痰散结为主要原则。

精选食疗方

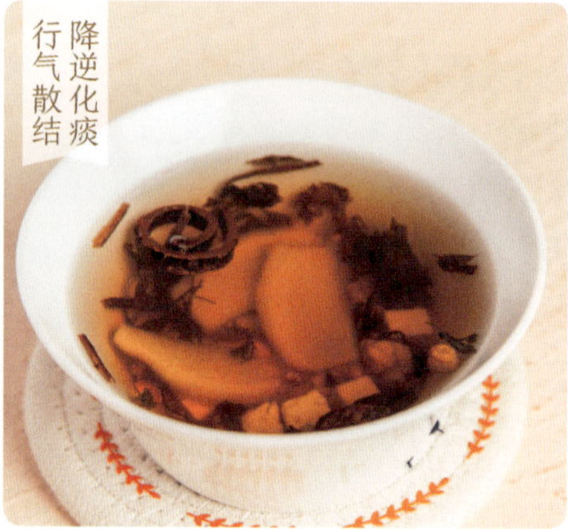

半夏厚朴汤

材料 半夏、茯苓、生姜各 10 克，厚朴、紫苏叶各 5 克。

做法 将上述材料一同放入锅中，加适量水熬煮，把水熬掉一半，去渣取汁，将药汁分成 4 份。

用法 早晚分服。

功效 半夏可燥湿化痰，厚朴可行气消积，二者搭配其他药材有行气散结、降逆化痰的功效。

提示 孕妇忌服。

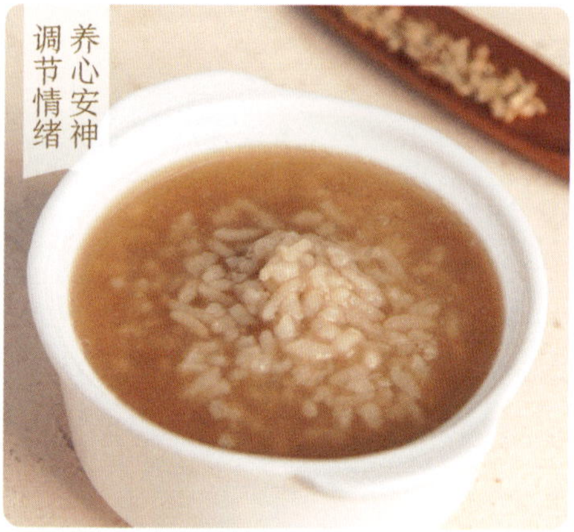

甘麦二枣粥

材料 甘草、红枣各10克，小麦50克，酸枣仁 15 克，大米 100 克。

做法

1. 将甘草、小麦、红枣、酸枣仁洗净，放入砂锅中加适量清水，大火煮沸后，转小火煎 20 分钟。
2. 去渣留汁，加入大米煮成粥即可。

功效 此粥可改善情绪，有助于预防甲状腺结节。

特效推拿方

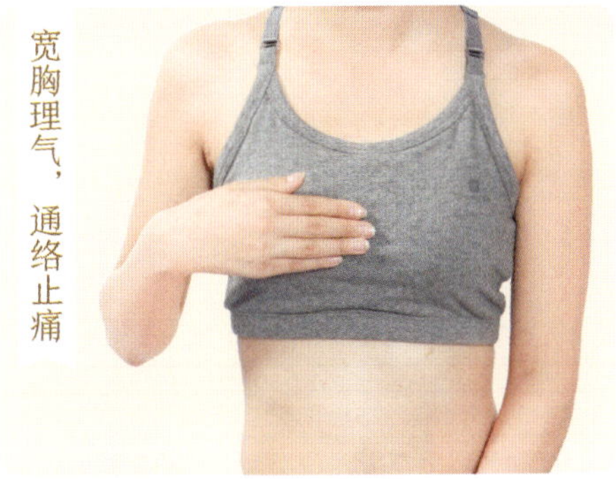

按揉膻中穴

取穴 位于胸部两乳头连线的中点，平第4肋间处。

方法 用一只手的食指、中指、无名指稍向下用力按压膻中穴半分钟，然后顺时针、逆时针各按揉6次，至有酸、麻、胀感。

功效 宽胸理气，通络止痛。主治乳房胀痛、胸闷、气短、咳喘等，可预防乳腺结节。

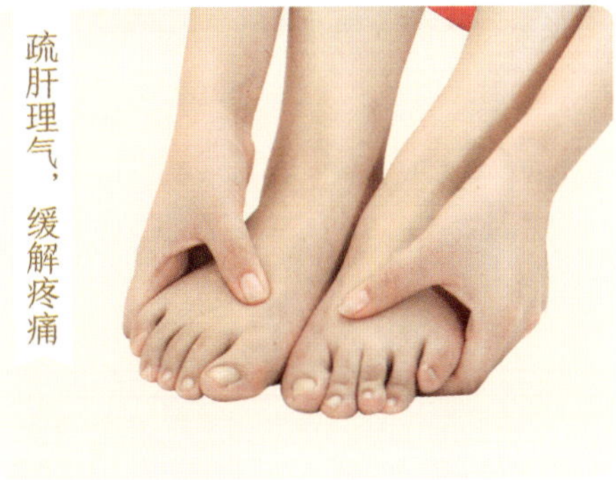

按揉太冲穴

取穴 在足背，在第1、2跖骨结合部前方凹陷中。

方法 用拇指指腹按揉太冲穴3分钟，以有酸、胀、痛感为度。

功效 疏肝理气。可缓解气滞血瘀，预防结节。

居家用药方

内消瘰疬丸

功效 化痰清热、软坚散结。

适用病证 用于痰热互结引起的瘰疬痰核或肿或痛。

使用禁忌 忌食辛辣、油腻食物及海鲜等发物。

禁忌人群 大便稀溏者慎用；孕妇禁用。

清肺散结丸

功效 清肺散结，活血止痛，解毒化痰。

适用病证 用于气阴两虚、痰热瘀阻之肺癌、肺结节的辅助治疗。

使用禁忌 忌食生冷、辛辣、油腻食物；忌烟酒、浓茶、咖啡等刺激性食物。

禁忌人群 过敏体质者及孕妇禁用。

慢性咽炎 疏风清热，解毒利咽

慢性咽炎的主要症状包括咽干、咽痛、有异物感等。中医认为，慢性咽炎的病因复杂，治疗主要以疏风清热、养阴生津、化痰散结为主，旨在调整人体阴阳，改善咽部症状。

精选食疗方

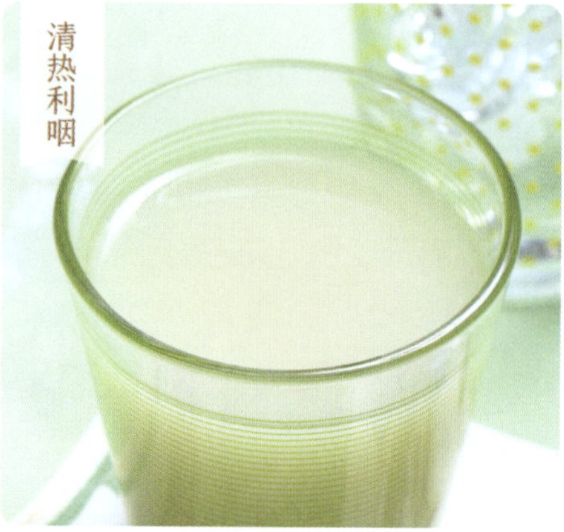

荸荠汁

材料 新鲜荸荠200克。

做法

1. 鲜荸荠洗净去皮，磨碎。
2. 用干净的纱布绞取荸荠汁液即可。

功效 生津利咽，减轻喉干喉痛症状。

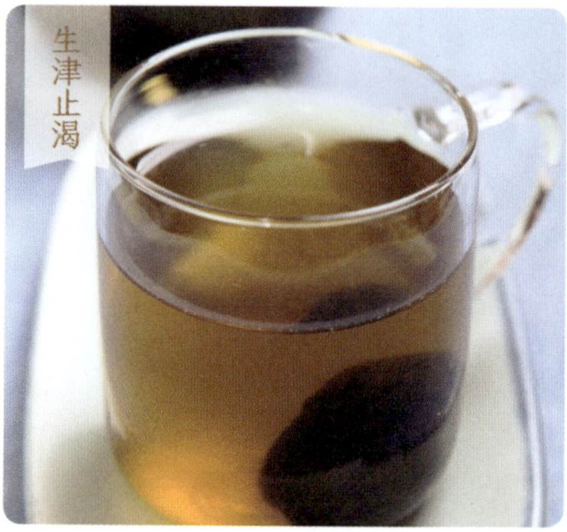

乌梅茶

材料 乌梅2个。

做法 乌梅洗净，放入杯中，加沸水冲泡，闷15分钟即可。

功效 乌梅可生津止渴，制成茶饮可以有效缓解干咳而痒、咽喉不适等症状。

特效推拿方

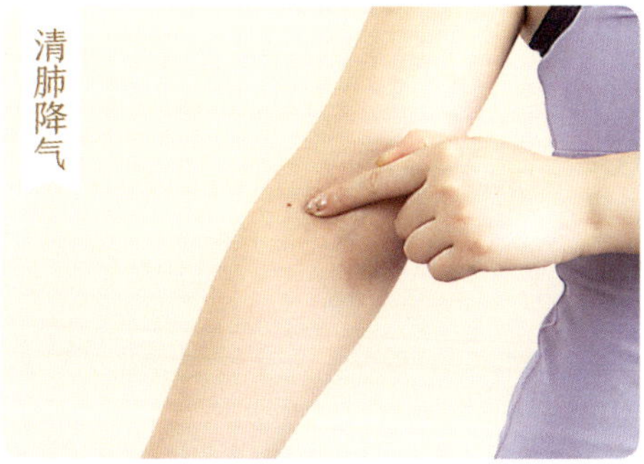

按压尺泽穴

取穴 在肘区，肘横纹上，肱二头肌腱桡侧缘凹陷中。

方法 以拇指或食指指腹按压，每次左右手各按压1～3分钟，以有放射性酸胀感为佳。

功效 肃降肺气，清肺止咳。主治咳逆气短、咳嗽气喘、咽炎等。

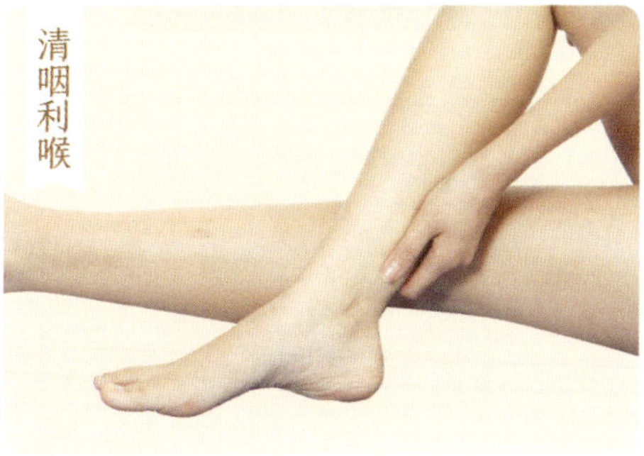

按揉太溪穴

取穴 坐位，足跟踩地，内踝骨与跟腱之间的凹陷处。

方法 用对侧手的拇指或食指指腹按揉太溪穴3分钟，力量柔和，以有酸胀感为度。

功效 滋阴益肾，清咽利喉。主治阴虚之消渴、耳鸣、咽喉肿痛。

居家用药方

双黄连口服液

功效 疏风解表，清热解毒。

适用病证 用于外感风热引起的发热、咳嗽、咽痛。

使用禁忌 忌烟酒及辛辣、生冷、油腻食物。

禁忌人群 风寒感冒者慎用。

清咽丸

功效 清热利咽。

适用病证 肺热伤津引起的咽喉不利、声音嘶哑、口干舌燥、口渴欲饮等症。

使用禁忌 忌烟酒及辛辣食物。

禁忌人群 孕妇慎用。

杨力教授答疑

问 哪些食物对于缓解咽炎有帮助？

答 苋菜、番茄、柠檬、杨桃、海带、菠萝、生梨、甘蔗等食物具有滋养肺脏的作用，有助于缓解咽炎引起的不适。

慢性肾炎 滋补肝肾，利水消肿

中医认为，慢性肾炎与外感风寒湿热、疮毒内攻、饮食失节、久病劳伤等因素有关，以蛋白尿、血尿、水肿、高血压及肾功能减退为基本特征，同时可伴有不同程度的腰部酸痛、尿短少、乏力等症状。调理慢性肾炎，以滋补肝肾、利水消肿为主。

精选食疗方

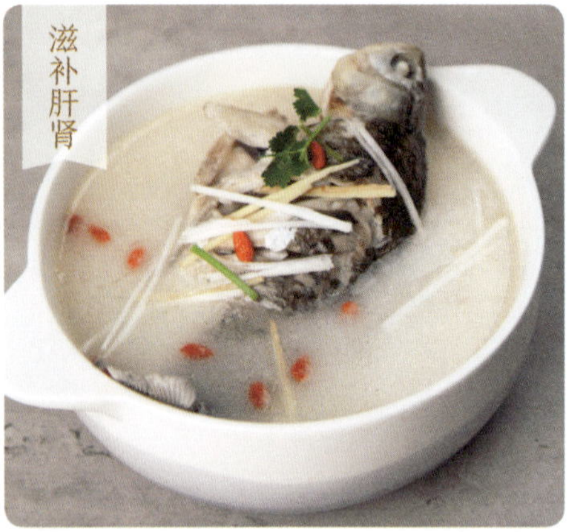

枸杞鲫鱼汤

材料 活鲫鱼300克，枸杞子15克。

调料 葱丝、姜丝、胡椒粉、盐、香菜各适量。

做法

1. 鲫鱼治净；香菜洗净，切段。
2. 锅中倒油烧至七成热，下鲫鱼煎至微黄，加入葱丝、姜丝、胡椒粉及适量水，大火煮沸转小火煮20分钟，加入枸杞子，煮至鱼汤浓白时加盐、香菜段即可。

功效 滋补肝肾。

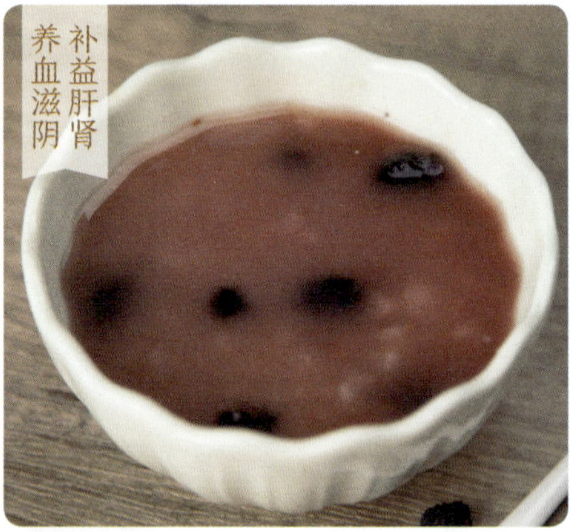

桑葚粥

材料 桑葚15克，大米50克。

调料 白糖适量。

做法

1. 桑葚洗净，大米淘洗干净。
2. 将大米放入锅中，加适量水，大火煮开，加入桑葚煮开，转小火熬煮成粥，加白糖调味即可。

功效 桑葚可补益肝肾，搭配大米煮粥可增强体质，缓解慢性肾炎水肿。

特效推拿方

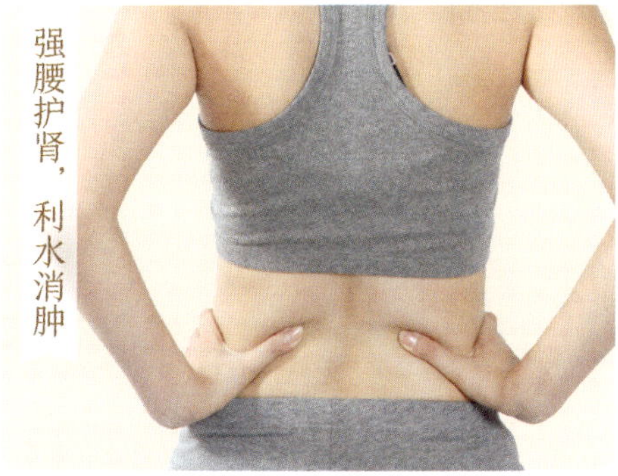

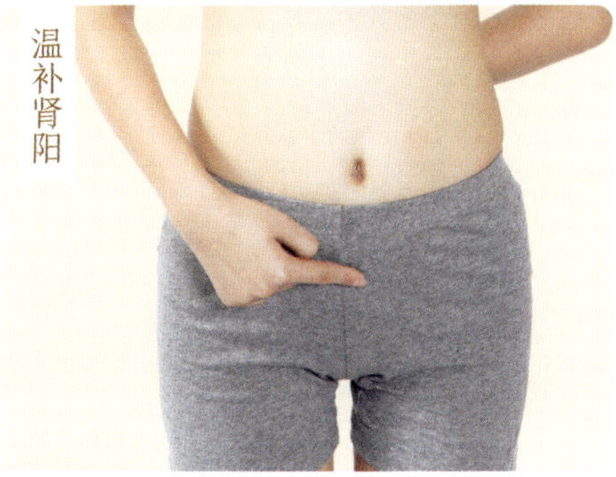

按揉肾俞穴

取穴 位于腰部，第 2 腰椎棘突下，后正中线旁开 1.5 寸。左右各一。

方法 用拇指指腹按揉肾俞穴1～3分钟。

功效 护肾强腰，利水消肿。主治肾虚腰痛、腰膝酸软、水肿、肾炎、尿路感染等。

按揉关元穴

取穴 在下腹部，前正中线上，肚脐下 3 寸。

方法 用食指指腹按揉关元穴，每次2～3 分钟。

功效 培元固本，温补肾阳。可调理慢性肾炎、腰酸、脱发等。

居家用药方

肾复康胶囊

功效 清热利尿，益肾化浊。

适用病证 主要适用于急性肾炎水肿或者是慢性肾炎的急性发作等。

使用禁忌 忌食辛辣、生冷、油腻食物。

禁忌人群 孕妇禁用。

肾炎康复片

功效 益气养阴，健脾补肾。

适用病证 用于气阴两虚之水肿，症见神疲乏力、腰膝酸软、浮肿等。慢性肾炎见上述症状者。

使用禁忌 慎房事。

禁忌人群 急性肾炎水肿者慎用；孕妇禁用。

脑卒中后遗症 活血通络

中医认为，脑卒中后遗症主要是由于脑卒中之后气虚血瘀、脉络瘀阻、风痰阻络，或肝肾两亏、精血不足、筋骨失养导致。具体表现为轻重不等的半身不遂、言语不利、口眼歪斜等症状。日常调理脑卒中后遗症，以益气活血、通络化痰为主。

精选食疗方

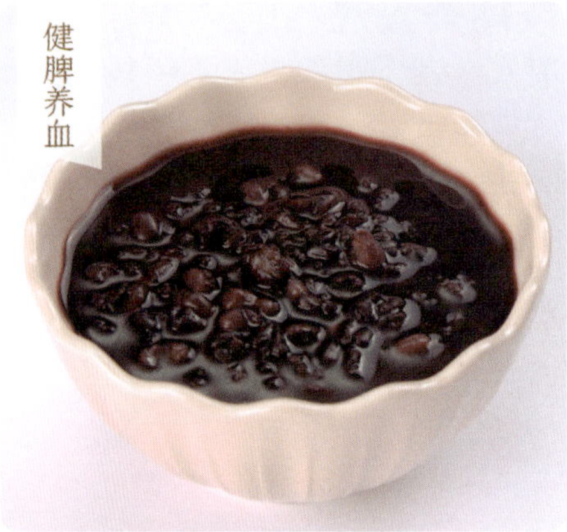

赤小豆黑米粥

材料 赤小豆（即红豆）50克，黑米60克。

调料 红糖3克。

做法

1. 将赤小豆和黑米洗净，用水浸泡4小时。
2. 锅内加入适量水烧开，加入黑米、赤小豆，大火煮开后转小火。
3. 煮1小时后，加入红糖搅匀即可。

功效 补血利水，健脾益胃。

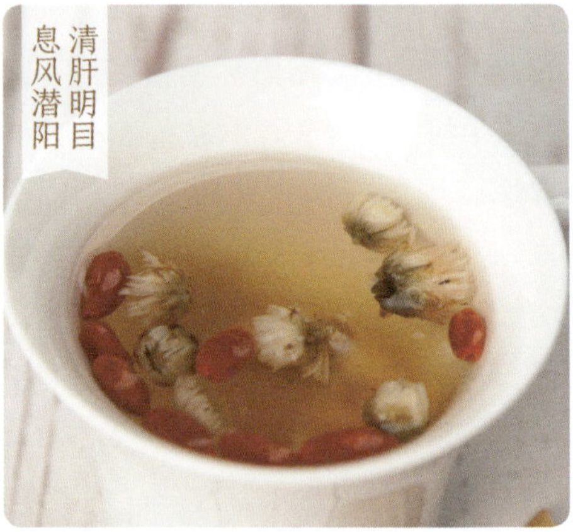

天麻菊花饮

材料 天麻、菊花各10克，枸杞子6克。

做法 天麻洗净，放入锅中加水煎煮，数沸后放入菊花、枸杞子，去渣取汁即可。

功效 天麻可以平抑肝阳、祛风通络，菊花可以清肝明目，枸杞子可滋补肝肾。三者搭配煎汁可改善眩晕耳鸣、头晕目眩等症状。

特效推拿方

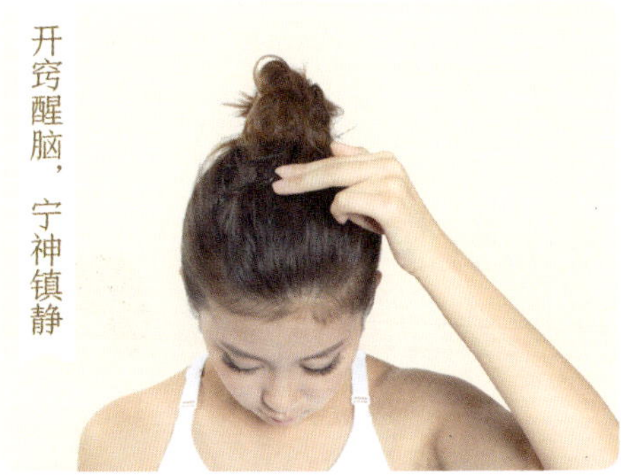

按揉百会穴

取穴 在头顶正中央，前发际线正中直上5寸，两耳尖连线的中点。

方法 用一只手的食指和中指按揉百会穴36圈。

功效 开窍醒脑，安神定志。可缓解中风后的头痛、眩晕、头重脚轻、失眠、健忘等后遗症。

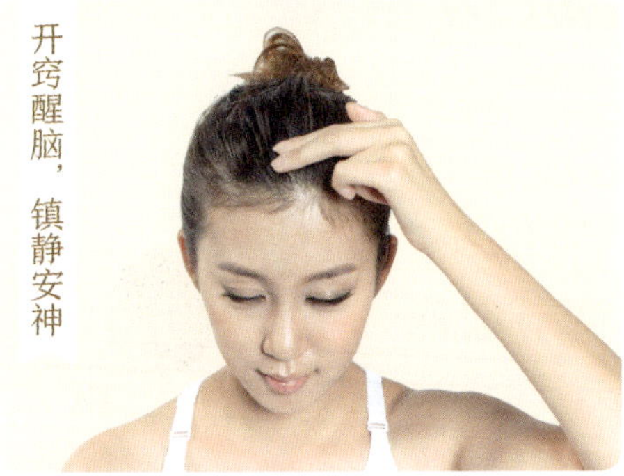

按揉神庭穴

取穴 位于头部发际线正中直上0.5寸处。

方法 用食指和中指以较强的力度点按神庭穴10次，然后再顺时针揉动20圈，逆时针揉动20圈。

功效 开窍醒脑，镇静安神。主治惊悸、头痛、目眩、失眠等。

居家用药方

脑血康滴丸

功效 活血散瘀，破血散结。

适用病证 用于血瘀型脑血管疾病，比如脑梗死引起的半身不遂等。

使用禁忌 忌食生冷、辛辣、油腻食物。

禁忌人群 对本品过敏者、有出血倾向者、孕妇禁用。

脑血疏口服液

功效 益气，活血，化瘀。

适用病证 用于气虚血瘀所致中风。可用于脑出血发生后的急性期及恢复期。

使用禁忌 忌食生冷、辛辣、油腻食物，避免吸烟、饮酒、浓茶咖啡等刺激性饮食。

禁忌人群 孕妇、哺乳期女性及女性月经期禁用；有出血倾向者禁用。

专题 控“三高”简易小动作

俯仰捶背

调节血压

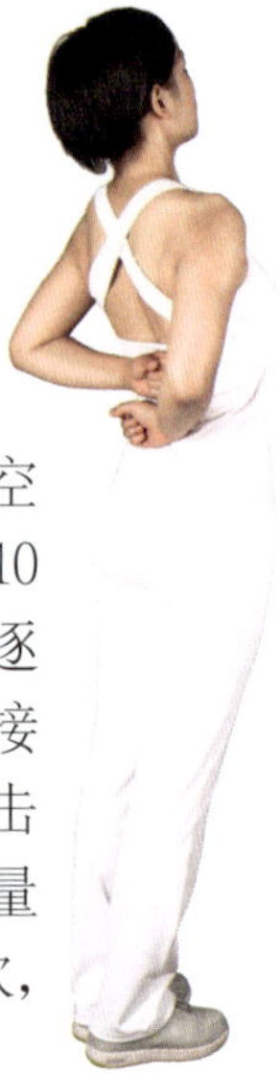

两腿直立，两手握空拳由下向上捶击腰部10次，在捶腰时，上体逐渐向前倾约45度，接着两拳由上向下捶击10次，同时上体尽量后仰，一俯一仰为1次，做10~12次。

走跑结合

控血糖

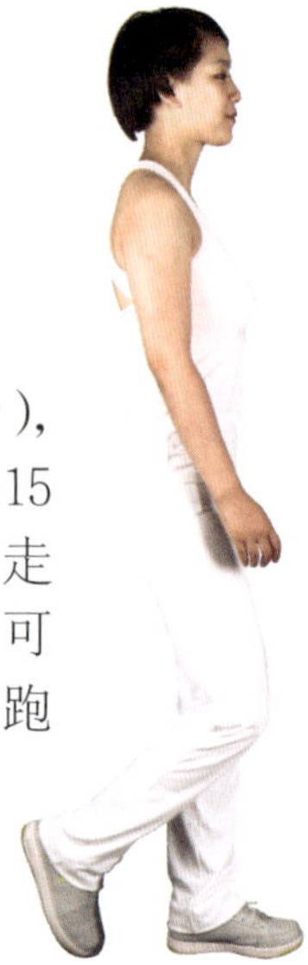

先慢走（90~100步/分），再加到中速走（110~115步/分），继而快速走（120~130步/分）。也可走跑交替，走半分钟，跑半分钟，持续半小时。

腹肌练习

调节血脂

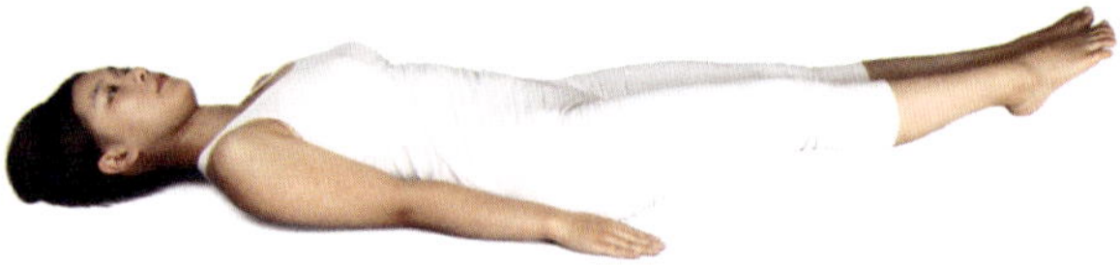

仰卧位，双手平放于两侧，双腿伸直，双脚抬高约10厘米，持续数秒钟后缓慢放下，重复10~20次。

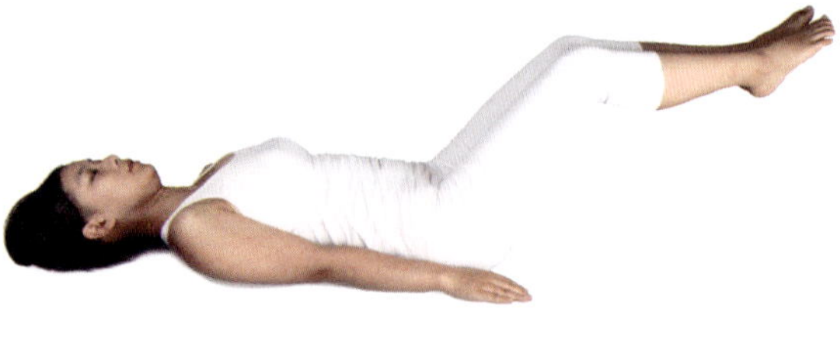

仰卧位，双膝半屈曲抬高双脚，持续数秒后缓慢放下，重复10~20次。

PART

5

护肤瘦身 靓容颜

黄褐斑 行气，活血，消斑

黄褐斑是一种在脸上局部出现的褐色色素沉着的皮肤病，常对称分布在颧部、颊部等处。在中医里属“黧黑斑”“肝斑”等范畴，可由肾虚、气滞血瘀、心脾两虚引起。调理黄褐斑以疏肝行气、活血退斑为原则。

精选食疗方

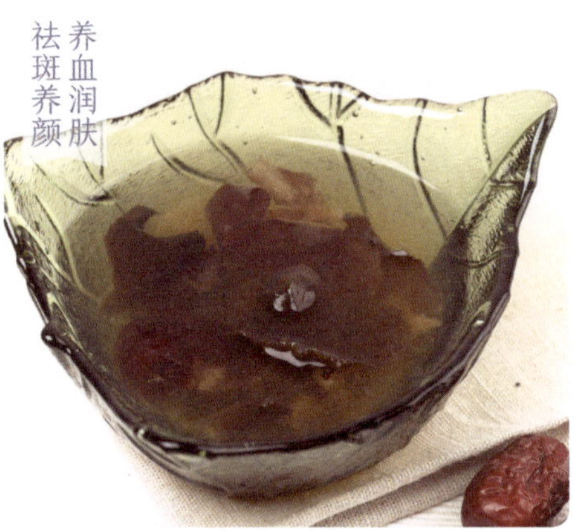

木耳红枣汤

材料 水发木耳30克，红枣20克。

调料 红糖适量。

做法 将木耳、红枣（去核）洗净，放入锅中，加适量水煮汤，然后加红糖调味。

功效 可养血补血、润肤养颜，改善黄褐斑。

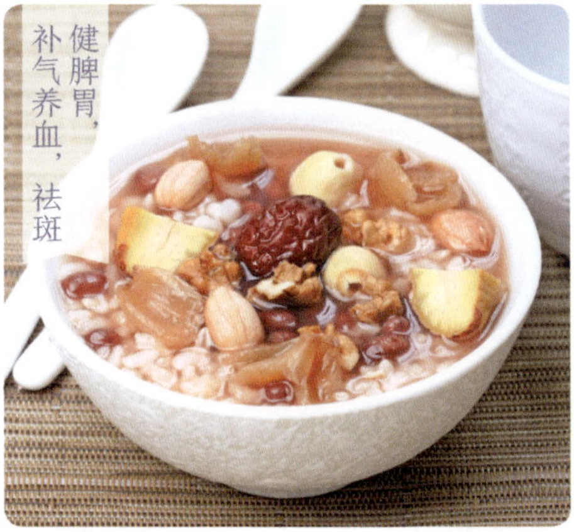

八宝粥

材料 薏米、扁豆、红枣各10克，芡实12克，山药25克，红豆、桂圆、莲子各15克，大米100克。

做法

1. 大米浸泡半小时；薏米、扁豆、红豆、莲子、芡实浸泡4小时；山药切片；红枣、桂圆洗净。
2. 将上述材料放入锅中加清水煮成粥即可。

功效 健脾胃，补气血，祛斑。

特效推拿方

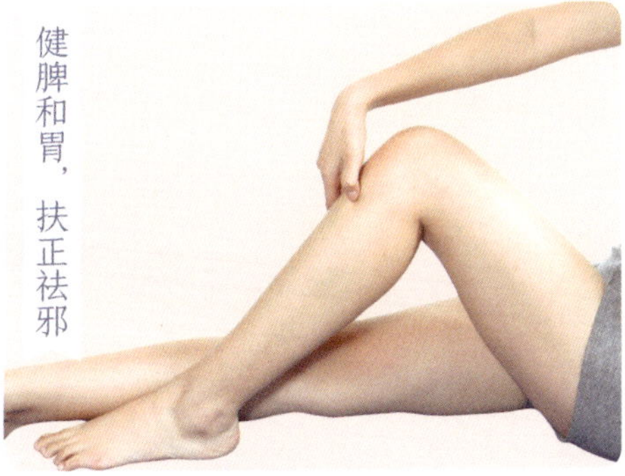

按揉足三里穴

取穴　在小腿外侧，外膝眼下 3 寸，胫骨前嵴外约 1 横指处。

方法　用拇指指腹垂直用力按揉足三里穴 2~3 分钟。

功效　调理脾胃，补中益气。有助于改善气血生化，预防和调理黄褐斑。

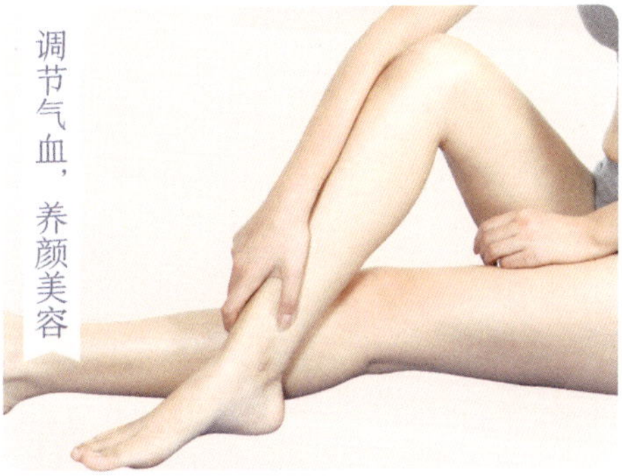

按揉三阴交穴

取穴　在小腿内侧，内踝尖上 3 寸，胫骨内侧缘后际。

方法　用拇指按揉三阴交穴 2 分钟，两侧可同时进行。

功效　调节气血，养颜美容。可改善气色，调理黄褐斑。

居家用药方

丹栀逍遥丸

功效　疏肝清热，养血祛斑。

适用病证　用于肝郁化火引起的黄褐斑。

使用禁忌　忌食生冷及油腻难消化的食物；忌生气恼怒。

禁忌人群　对本品过敏、脾胃虚寒者禁用；孕妇慎用。

八珍颗粒

功效　补气益血。

适用病证　善治气血两虚所致的黄褐斑、食欲不振、四肢乏力、少气懒言。

使用禁忌　忌辛辣、油腻、生冷食物。

禁忌人群　体实有热者、感冒者慎用。

熊猫眼 活血化瘀，改善黑眼圈

中医认为，黑眼圈多与肝气瘀滞、血行不畅及肝肾阴虚有关。“肝开窍于目”，主青色；“肾藏精”，主黑色。肝肾亏虚，眼睛缺少精气滋养，就很容易形成“熊猫眼”。中医调理主要以补益肝肾、行气化瘀为主。

精选食疗方

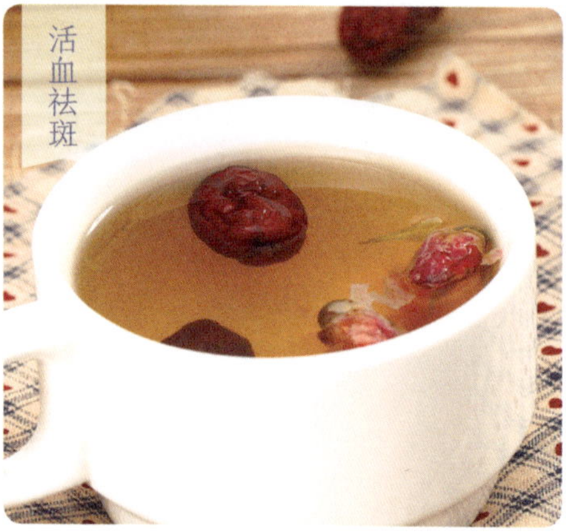

玫瑰红枣枸杞茶

材料 玫瑰花、枸杞子各5克，红枣10克。

做法 将玫瑰花、枸杞子、红枣一起放入开水中，闷泡10分钟后即可饮用。

功效 玫瑰花可行气活血，红枣可养血，枸杞子可滋补肝肾。三者搭配制成茶饮，有助于美白润肤，消除黑眼圈。

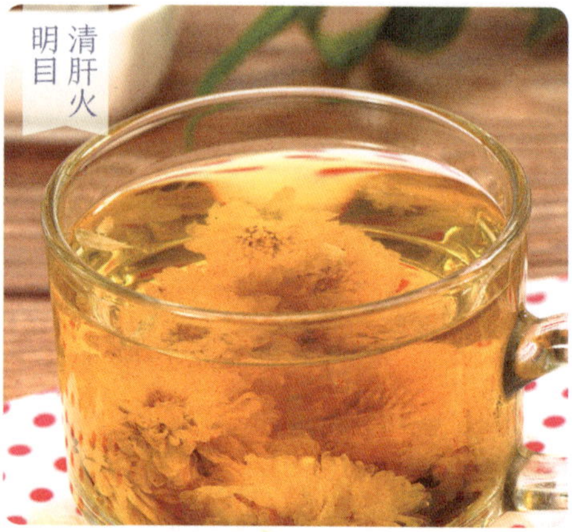

菊花决明子茶

材料 决明子15克，菊花6克。

做法 将决明子加水煮沸15分钟，取滤液泡菊花，代茶饮用。

功效 菊花和决明子都可清肝明目，泡茶常饮可使人双目明亮，改善黑眼圈。

特效推拿方

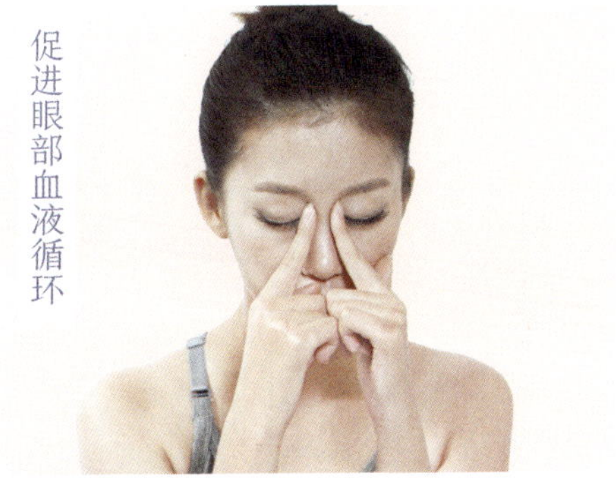

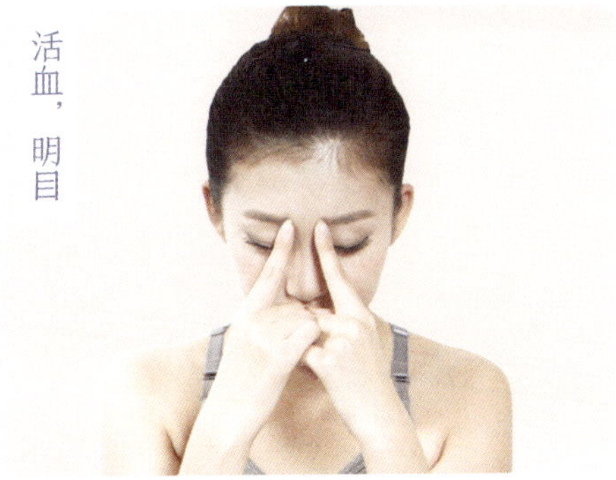

点按睛明穴

取穴 位于面部，目内眦角稍上方凹陷处。

方法 用食指指尖点按睛明穴1分钟。

功效 按揉睛明穴可改善眼周气血运行，缓解黑眼圈及眼疲劳等。

按揉攒竹穴

取穴 位于面部，眉头凹陷中，眶上切迹处。

方法 用双手的食指指腹稍微用力，轻轻按揉攒竹穴1分钟。

功效 按揉攒竹穴可缓解眼部肌肉痉挛，改善黑眼圈症状。

居家用药方

血府逐瘀胶囊

功效 活血祛瘀，行气止痛。

适用病证 用于治疗瘀血内阻、气血不畅导致的胸痛、头痛、心悸、失眠、急躁易怒等。若伴有黑眼圈症状亦可改善。

使用禁忌 忌食辛辣、生冷食物。

禁忌人群 有出血倾向者及孕妇禁用。

桃红四物汤

功效 活血化瘀，滋阴养血。

适用病证 用于瘀血导致的胸胁疼痛、痛有定处、唇黯或两目黯黑等。

使用禁忌 忌饮酒及食用生冷、辛辣刺激性食物。

禁忌人群 孕妇、经血量过多者禁用；脾胃虚弱者禁用。

皮肤瘙痒 疏风清热，凉血止痒

皮肤瘙痒是指无原发性皮肤损害，以皮肤阵发性瘙痒，搔抓后常出现抓痕、血痂、色素沉着和苔藓样变等继发性皮损的皮肤病。中医认为，皮肤瘙痒多与风、湿、热、血虚有关，调理以疏风祛湿、清热解毒、养血润燥为原则。

精选食疗方

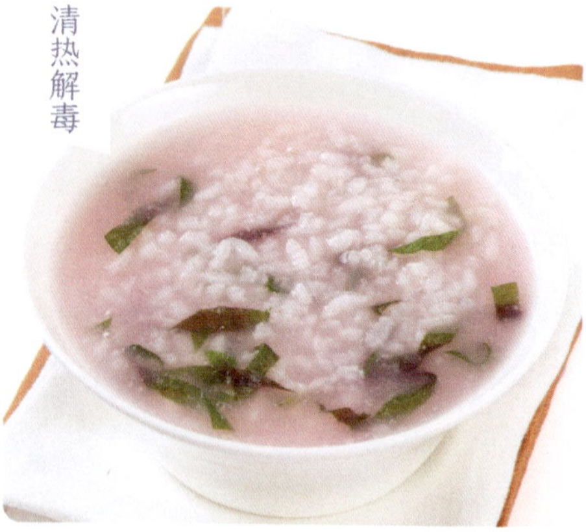

苋菜粥

材料 苋菜、大米各 100 克。

调料 盐 2 克。

做法

1. 苋菜洗净，切碎备用；大米洗净，浸泡 30 分钟。
2. 先将大米煮粥，待粥快熟时调入苋菜碎、盐，煮至粥熟即可。

功效 苋菜可清热解毒，搭配大米煮粥可帮助缓解皮肤瘙痒症状。

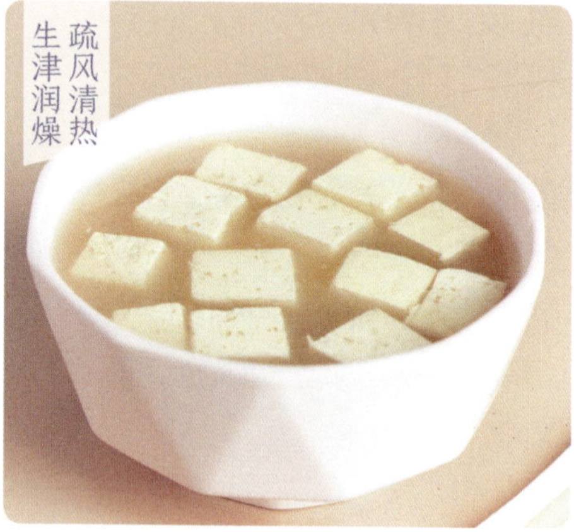

豆腐菊花羹

材料 豆腐100克，野菊花10克，蒲公英15克。

调料 盐、水淀粉各少许。

做法

1. 野菊花、蒲公英洗净，放入锅中，加水煎煮后去渣留汁；豆腐洗净，切块。
2. 在盛药汁的锅中加入豆腐块、盐煮沸，用水淀粉勾芡即可。

功效 菊花可疏散风热，蒲公英可清热解毒，二者加豆腐煮羹可缓解皮肤瘙痒症状。

特效推拿方

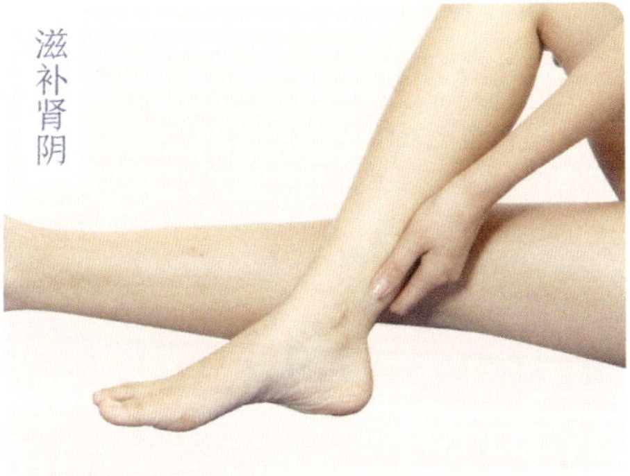

按揉太溪穴

取穴 位于足内侧，内踝尖后方与跟腱之间的凹陷处。

方法 用对侧手的拇指指腹按揉太溪穴3分钟，力量柔和，以有酸胀感为度。

功效 滋补肾阴。可缓解因肾阴虚导致的皮肤瘙痒和干燥等。

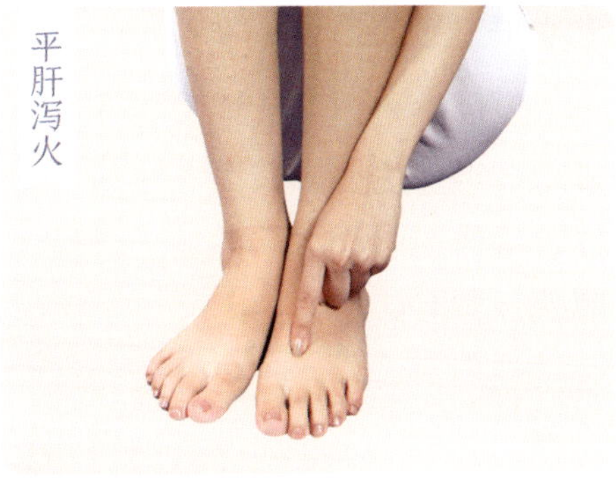

按压行间穴

取穴 位于足背，在第1、2趾间，趾蹼缘后方赤白肉际处。

方法 用食指指腹按压行间穴2~3分钟。

功效 平肝泻火。可缓解肝火上炎导致的皮肤瘙痒。

居家用药方

消银胶囊

功效 清热凉血，养血润肤，祛风止痒。

适用病证 用于血热风燥型和血虚风燥型银屑病，症见皮疹色鲜红或淡红，呈点滴状或片状，表面有白色鳞屑、瘙痒等。

使用禁忌 忌食辛辣、油腻食物及海鲜等发物。

禁忌人群 孕妇禁用；脾胃虚寒者慎用。

消风止痒颗粒

功效 消风清热，除湿止痒。

适用病证 用于湿疹、皮肤瘙痒。

使用禁忌 忌食海鲜、葱蒜等辛辣发物；若有胃痛或腹泻，可暂停服药。

禁忌人群 对本品过敏者禁用；孕妇慎用。

痤疮 疏风清肺，除湿热

中医认为，痤疮是由脾胃湿热、风热犯肺、过食辛辣刺激性食物等导致，特点是皮损为丘疹、脓疱、结节及囊肿，多发于颜面、前胸、后背等处，常伴皮脂溢出。多见于青春期男女。中医调理痤疮以疏风清肺、祛湿解毒、凉血活血为主。

精选食疗方

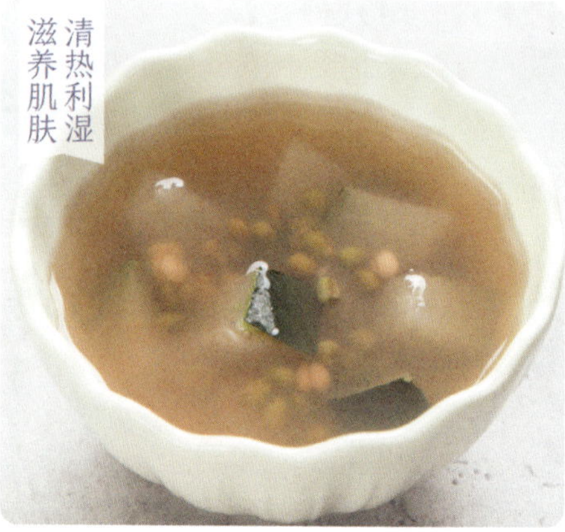

薏米绿豆汤

材料 冬瓜100克，薏米、绿豆各10克。

做法

1. 将薏米、绿豆洗净，一起用清水浸泡20分钟；冬瓜洗净，去子，切块。
2. 冬瓜块、薏米和绿豆一同放入锅中，加适量清水，大火煮沸后改用小火煮至薏米熟烂即可。

功效 冬瓜可清热利尿，绿豆可利水消肿，薏米可帮助祛湿。三者合用可调理湿热导致的痤疮，改善皮肤。

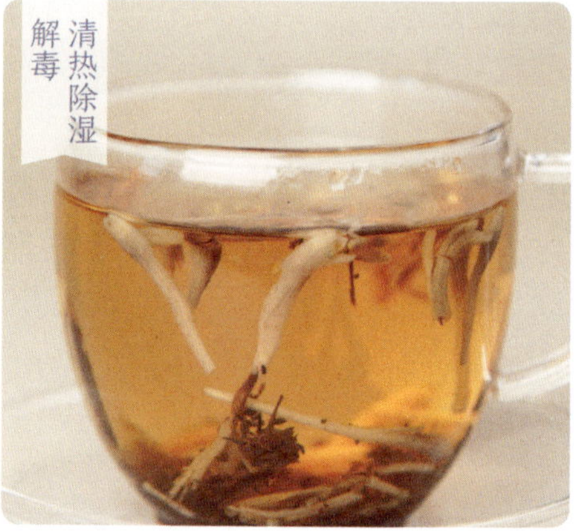

茵陈银花饮

材料 茵陈、金银花各10克。

做法 将茵陈加水煮沸，15分钟后取滤液泡金银花，代茶饮用。

功效 茵陈可清热利湿，金银花可清热解毒。二者搭配可清热利湿，改善面部痤疮、皮疹红肿疼痛等。

特效推拿方

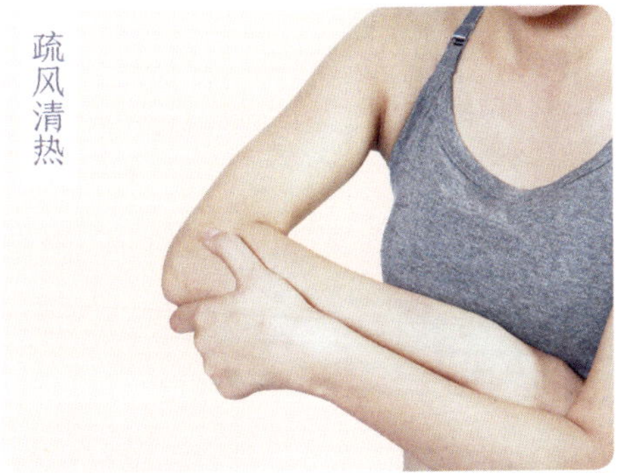

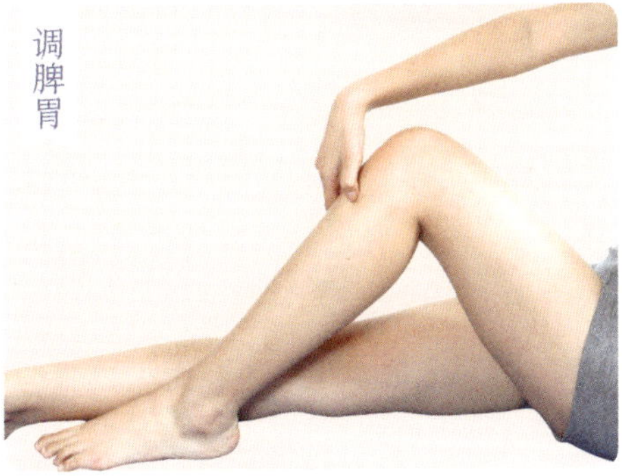

掐按曲池穴

取穴 位于肘横纹外侧端，屈肘，肘横纹外侧尽头与肱骨外上髁连线中点处。

方法 拇指弯曲，用指尖掐按曲池穴1～3分钟，以有酸痛感为度。

功效 疏风清热、行气和血。可调理皮肤瘙痒、痤疮、湿疹、外感发热等。

按揉足三里穴

取穴 在小腿外侧，外膝眼下3寸，距胫骨前嵴约一横指处。

方法 用拇指指腹垂直用力按揉足三里穴2～3分钟。

功效 调理脾胃。可缓解因脾胃虚弱导致的皮肤症状。

居家用药方

连翘败毒丸

功效 清热解毒，活血消肿。

适用病证 用于热毒蕴结肌肤所致疮疡，症见局部肌肤红赤、肿胀、微热、疼痛等。

使用禁忌 忌食辛辣、油腻食物及海鲜等发物。

禁忌人群 孕妇禁用；疮疡属阴证者慎用；肝功能不良者须在医生指导下使用。

当归苦参丸

功效 活血化瘀，清热燥湿。

适用病证 用于湿热瘀阻所致粉刺，症见颜面、胸背多发粉刺、炎性丘疹、脓疱或硬结，常伴疼痛。

使用禁忌 忌食辛辣、油腻食物及海鲜等发物；切忌用手挤压患处，特别是鼻唇周围。

禁忌人群 孕妇禁用；脾胃虚寒者慎用。

湿疹 健脾利湿，止痒

湿疹，中医又称“湿疮”，由风湿热邪外蕴肌肤、湿热内盛等原因所致。特点是皮损对称分布，剧烈瘙痒，有液体渗出，反复发作，易成慢性等。根据病程一般可分为急性、亚急性、慢性3类。调理以健脾利湿、清热解毒为主。

精选食疗方

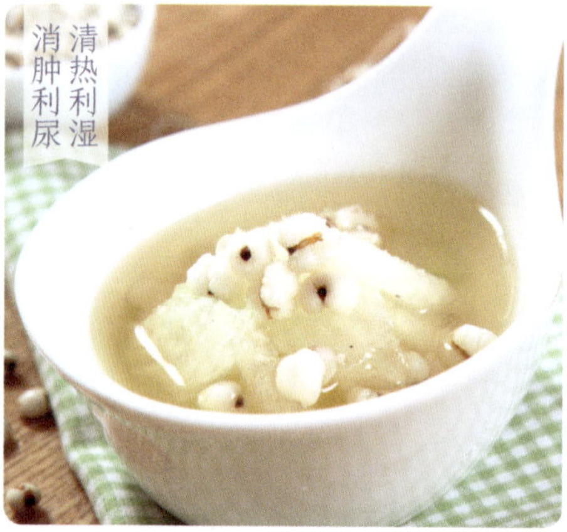

冬瓜薏米汤

材料 冬瓜100克，薏米50克。

做法

1. 薏米洗净，清水浸泡4~5小时；冬瓜去皮洗净，切块备用。
2. 锅里加适量冷水，放入泡好的薏米，大火烧开后改小火煮10分钟，加入冬瓜块，再煮8分钟即可。

功效 冬瓜可利水消肿，薏米可健脾祛湿、清热去火。二者搭配煮汤可清热祛湿，缓解湿疹。

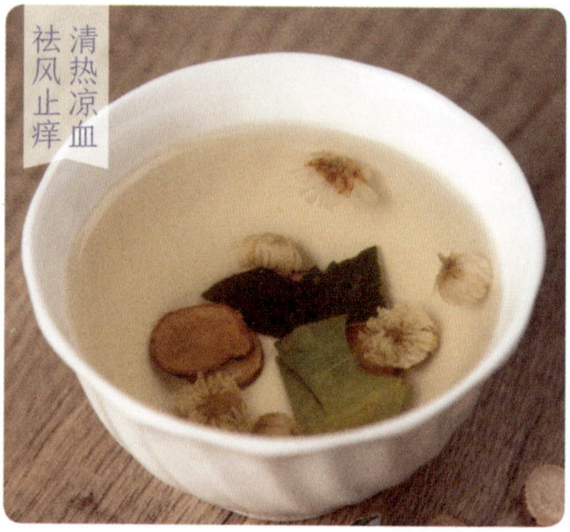

菊花赤芍茶

材料 冬瓜皮20克，黄菊花5克，赤芍3克。

调料 蜂蜜少许。

做法 上述材料洗净，加适量水煎煮取汁，再加入蜂蜜调匀代茶饮用即可。

功效 冬瓜皮可利水消肿，赤芍可清热凉血，菊花可疏散风热。三者搭配制成茶可改善湿疹症状。

特效推拿方

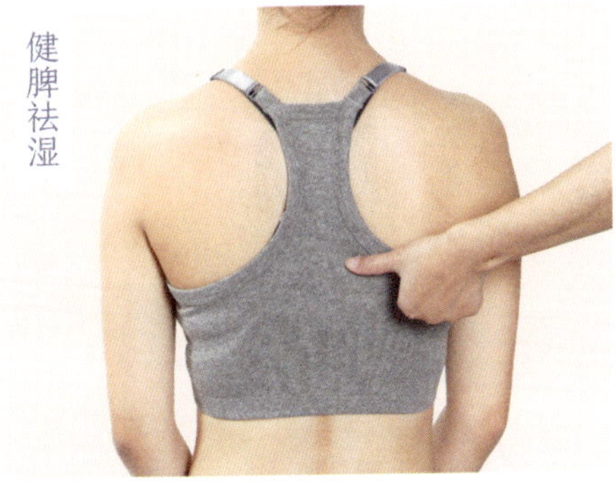

按压脾俞穴

取穴 位于背部，第11胸椎棘突下，后正中线旁开1.5寸处。左右各一。

方法 用拇指指腹按压脾俞穴3~5分钟，以有酸胀感为度。

功效 健脾和胃，利湿升清。可缓解因湿气重引起的湿疹症状。

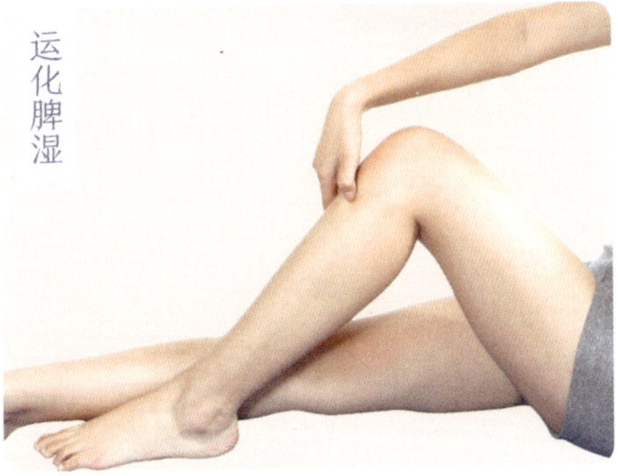

按揉足三里穴

取穴 在小腿外侧，外膝眼下3寸，距胫骨前嵴约一横指处。

方法 用拇指指腹垂直用力按揉足三里穴2~3分钟。

功效 调理脾胃，运化水湿。可缓解因脾虚湿盛导致的湿疹症状。

居家用药方

二妙丸

功效 清热燥湿。

适用病证 用于湿热下注引起的湿热带下或下部湿疮，小便短赤、阴囊湿痒等。

使用禁忌 忌烟酒及辛辣、油腻、腥发食物。

禁忌人群 寒湿证和阴虚内热者慎用。

防风通圣丸

功效 解表通里，清热解毒。

适用病证 用于湿热内蕴、复感风邪所致风疹湿疮，症见恶寒发热，头痛，咽干，小便短赤，大便秘结，丹斑瘾疹，瘙痒难忍或湿疮。

使用禁忌 忌烟酒、辛辣油腻、海鲜类食物；不宜和滋补性中药如枸杞子、人参等同服。

禁忌人群 虚寒证者及孕妇慎用。

脱发 补血虚，固肾精

日常少量脱发属于正常生理现象。如果头发过度脱落，就要引起重视。中医认为，脱发多由肾虚、血虚，不能上荣于毛发或血热风燥、湿热上蒸所致。调理应以祛风养血、滋补肝肾为原则。

精选食疗方

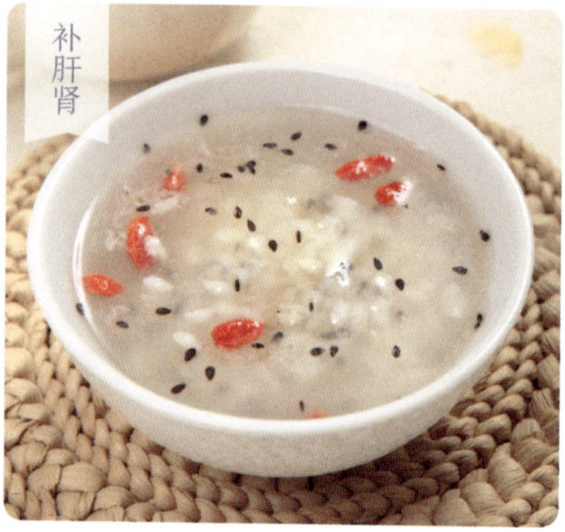

枸杞黑芝麻粥

材料 黑芝麻30克，枸杞子10克，大米100克。

调料 冰糖适量。

做法

❶ 枸杞子泡软，洗净。

❷ 锅中加适量水，煮开后，放入大米、黑芝麻，用小火将粥煮得黏稠后，放入冰糖和枸杞子，再煮15分钟即可。

功效 补肝肾、润五脏，可调理肝肾不足所致须发早白、脱发。

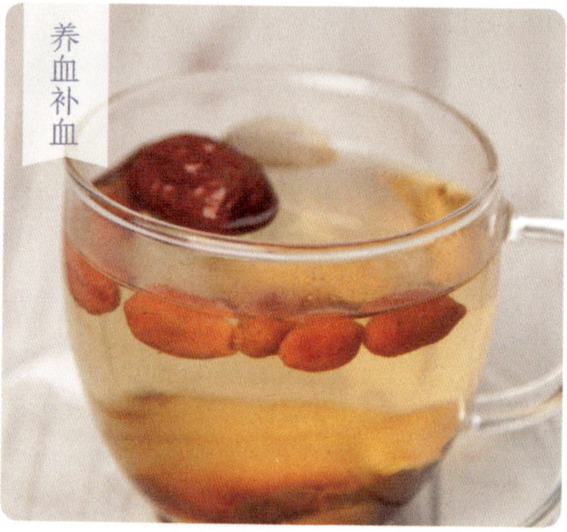

红枣当归枸杞茶

材料 红枣5克，当归、枸杞子各10克。

做法 将上述材料洗净，用沸水冲泡后代茶饮即可。

功效 当归和红枣可补血养血，枸杞子滋补肝肾。三者搭配泡茶可养血补血，促进头发生长。

特效推拿方

升阳固脱

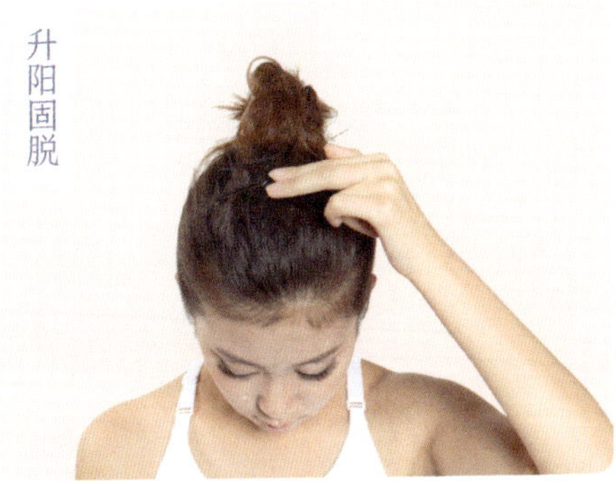

滋阴益肾

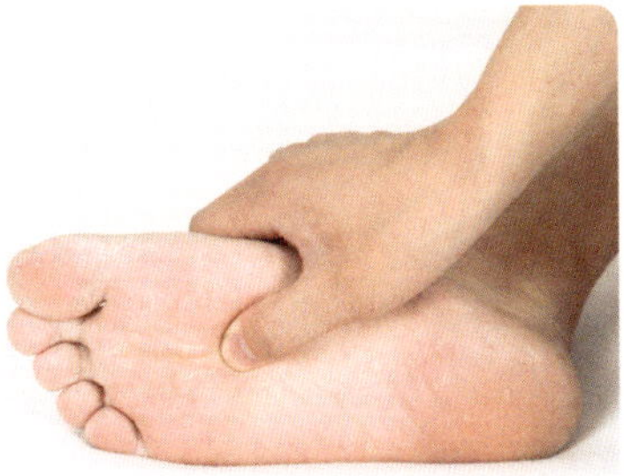

按揉百会穴

取穴 在头部，前发际线正中直上5寸，两耳尖连线中点处。

方法 用一只手食指、中指按住头顶，用中指顺时针揉百会穴36圈。

功效 息风醒脑，升阳固脱。主治中风、头痛、惊悸、头晕、失眠等，可改善脱发现象。

按揉涌泉穴

取穴 在足底，屈足卷趾时足前部凹陷处。

方法 用拇指指腹按揉涌泉穴1～3分钟，至发热为止。

功效 滋阴益肾。主治头项痛、头晕、腰痛、耳鸣等，可改善脱发现象。

居家用药方

养血生发胶囊

功效 养血祛风，益精填髓。

适用病证 用于血虚风盛、肾经不足所致脱发，症见毛发松动或呈稀疏状脱落、毛发干燥或油腻、头皮瘙痒。斑秃、全秃、脂溢性脱发与病后、产后脱发见上述症状者。

使用禁忌 忌食辛辣油腻、不易消化的食物；不宜超剂量、长期连续服用。

禁忌人群 对本品过敏者及孕妇禁用。

生发丸

功效 填精补血、滋补肝肾、乌须黑发。

适用病证 用于肝肾不足所致须发早白，头发稀疏、干枯，斑秃、脱发等。

使用禁忌 忌油腻食物。

禁忌人群 孕妇、外感或实热内盛者忌用。

肥胖症 化痰利湿，理气消脂

中医认为，肥胖症属“痰浊”“湿阻”范畴，多由饮食不节、脾胃乃伤而致。特点是体重超过正常范围，并伴有头晕乏力、神疲懒言、少动气短等症状。中医调理以健脾和胃、祛湿化痰为原则。

精选食疗方

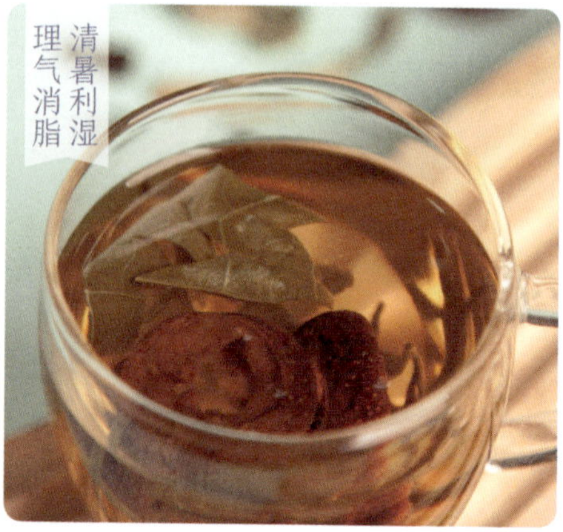

荷叶茶

材料 山楂、荷叶、陈皮各9克。

做法 将上述材料洗净，沸水冲泡后代茶饮即可。

功效 山楂可消食化瘀，荷叶可利尿祛湿，陈皮可理气燥湿。三者合用，有助于祛湿减脂。

提示 胃寒的人可以用炒荷叶代替生荷叶；女性经期勿饮荷叶。

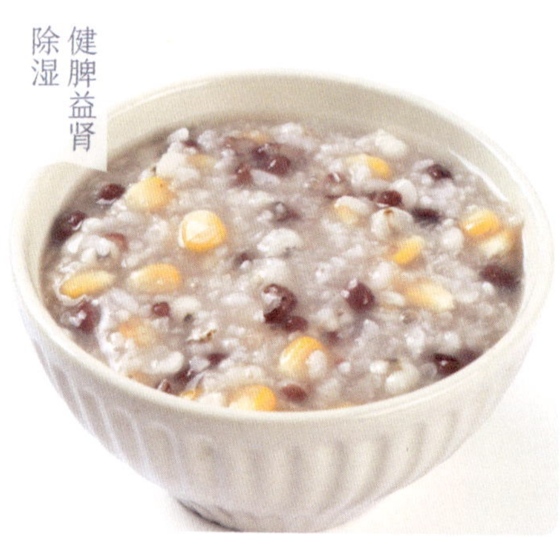

薏米红豆粥

材料 鲜玉米粒、薏米各50克，红豆、糯米各30克。

做法

1. 将所有材料洗净，薏米、红豆、糯米分别浸泡4小时。
2. 锅内加适量清水烧开，加入所有材料，大火煮开后转小火煮1小时，至米烂粥熟即可。

功效 薏米可健脾除湿，红豆可利水消肿，糯米可补脾暖胃，玉米可缓解便秘。这款粥能帮助减肥瘦身。

特效推拿方

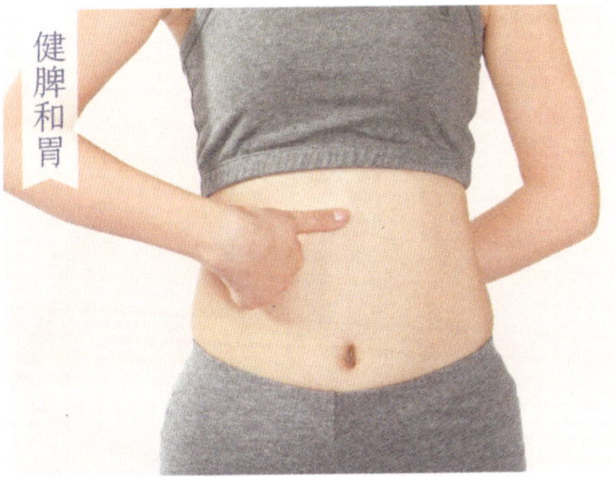

按揉中脘穴

取穴 位于上腹部，脐中上 4 寸，前正中线上。

方法 用拇指指腹按揉中脘穴 3～5 分钟。

功效 健脾和胃，助运化。可促进代谢，帮助改善肥胖。

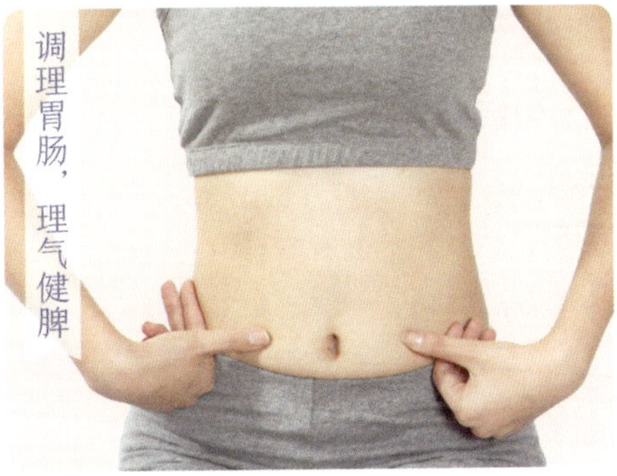

按压天枢穴

取穴 在腹部，横平脐中，前正中线旁开 2 寸处。

方法 用拇指指端按压天枢穴 3～5 分钟。

功效 理气健脾，调中和胃。主治消化不良、呕吐、腹胀、腹泻等，有助于体重管理，预防肥胖。

居家用药方

参苓白术散

功效 健脾益气，祛湿止泻。

适用病证 改善脾胃虚弱，用于调理脾虚湿盛型肥胖。

使用禁忌 忌食荤腥油腻及不易消化的食物；忌恼怒、忧郁、劳累过度。

禁忌人群 湿热内蕴所致泄泻、厌食、水肿及痰火咳嗽者，以及泄泻兼有大便不畅者不宜用；孕妇慎用。

补中益气口服液

功效 补中益气，升阳举陷。

适用病证 用于体倦乏力、内脏下垂等症，可改善气血两虚型肥胖。

使用禁忌 忌食生冷、油腻、辛辣、不易消化的食物；不宜与感冒药同时使用。

禁忌人群 实证热证禁用；恶寒发热表证者，暴饮暴食脘腹胀满者禁用。

专题

养颜护肤自制面膜

黑啤燕麦面膜

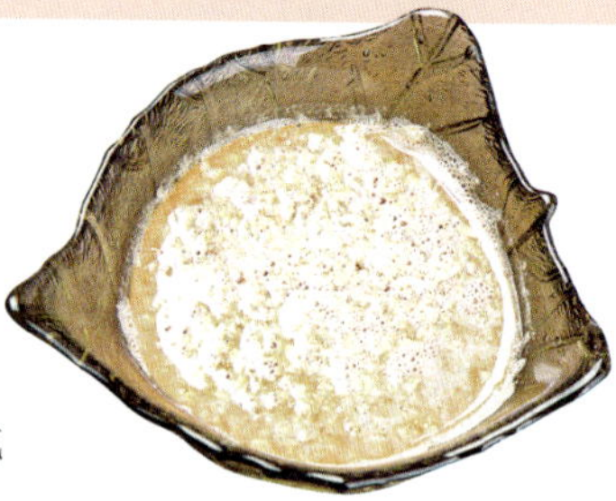

清除污垢，收敛毛孔

材料 黑啤、燕麦片各适量。

做法 将燕麦片倒入黑啤中，黏稠度以自己感到舒适为宜，把燕麦片和黑啤充分调匀即可。

用法 直接涂抹在面部、颈部、手部，15 分钟后即可清洗。每周可使用 2～3 次。

鲜奶甘草薏米面膜

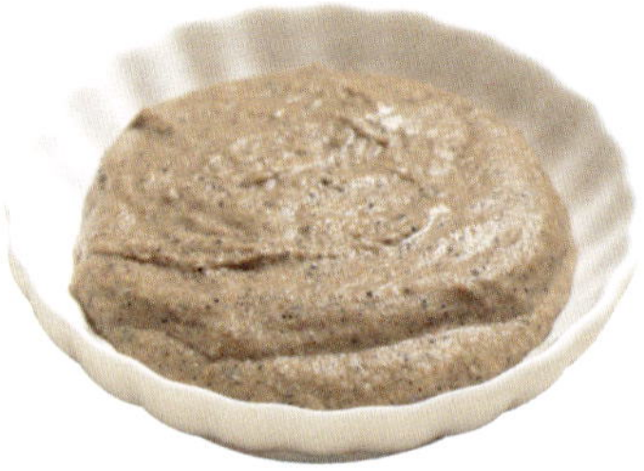

补水滋润，护肤美白

材料 鲜牛奶 15 克，甘草粉、薏米粉各 5 克。

做法

1. 将鲜牛奶倒入碗中。
2. 将甘草粉和薏米粉倒入牛奶中，搅拌成糊状即可。

用法 洁面后，先用热毛巾敷脸，再将面膜涂于脸上，避开眼周和唇部肌肤，15～20 分钟后，用温水彻底洗净即可。每周可使用 1～2 次。

苹果番茄面膜

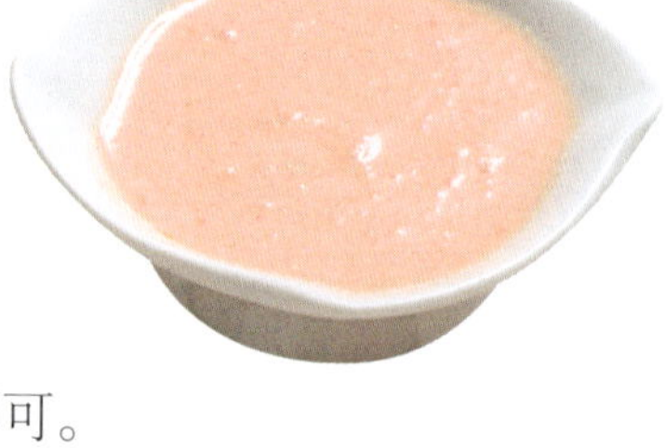

美白肌肤，淡化黄褐斑

材料 苹果、番茄各 100 克，淀粉 5 克。

做法

1. 将苹果去皮，捣成果泥；番茄捣烂。
2. 苹果和番茄泥混合，加入淀粉，搅拌均匀即可。

用法 洁面后，先用热毛巾敷脸，再将面膜均匀地涂在脸上，避开眼周和唇部肌肤，10～15 分钟后用温水洗净即可。每周可使用 1～2 次。

PART 6

女性健康 勤呵护

月经不调 调补气血

月经提前、延后、不定期，经量过多或过少，色泽紫黑或淡红，经血浓稠或稀薄等，都是月经不调的表现。中医认为，月经不调多由七情内伤、外感六淫之邪或肾气不足、房事过度等导致。改善月经不调，以调补气血、活血化瘀为主。

精选食疗方

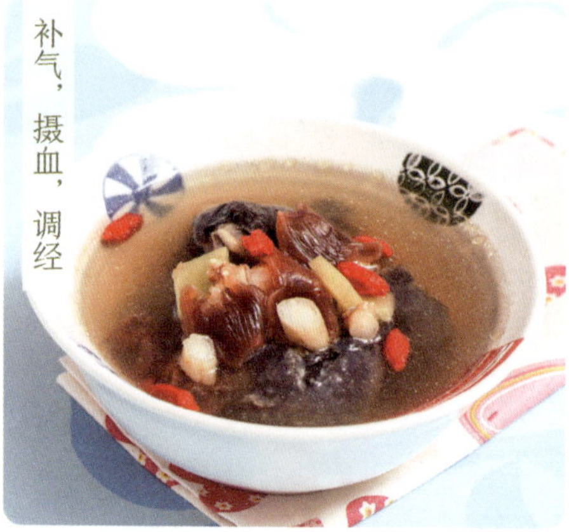

参芪煲乌鸡

材料 乌鸡1只，黄芪、党参各10克，枸杞子、桂圆肉各适量。

调料 姜片、盐各适量。

做法

① 将乌鸡治净，切块，用沸水略烫，捞出备用；黄芪、党参洗净。

② 锅中放入所有材料和姜片，再加适量清水，炖2小时，加盐调味即可。

功效 乌鸡同补肝肾，黄芪和党参可补气养血，三者搭配桂圆、枸杞子煲汤可改善月经不调。

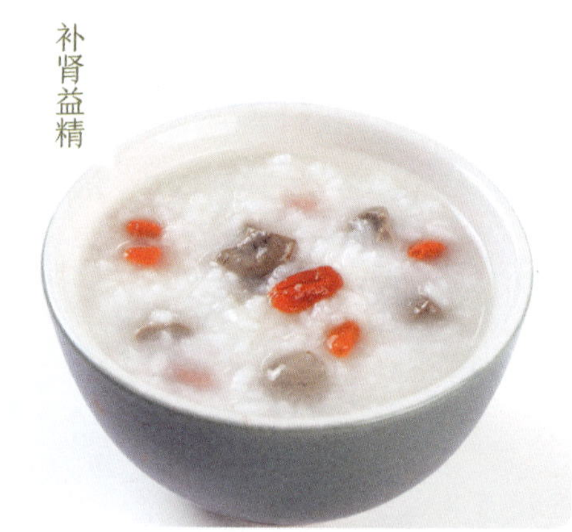

枸杞羊肾粥

材料 枸杞子30克，大米100克，羊肾1个。

做法

① 将枸杞子洗净；羊肾去筋膜切小块；大米洗净，浸泡30分钟。

② 锅内加水烧开，放入大米煮开，加入枸杞子、羊肾，转小火煮熟即可。

功效 羊肾和枸杞子都可温补肾阳，改善宫寒引起的月经不调。

特效推拿方

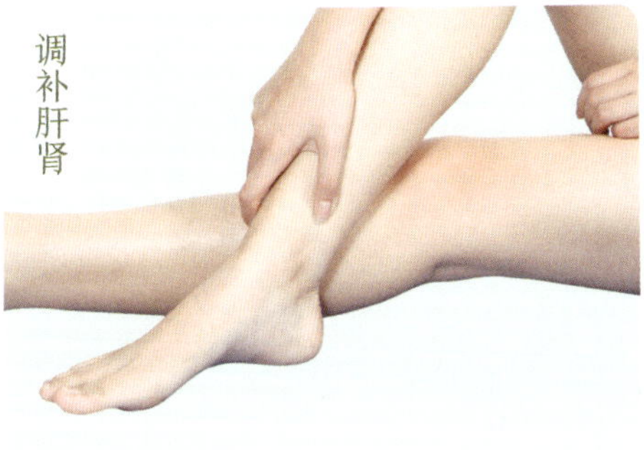

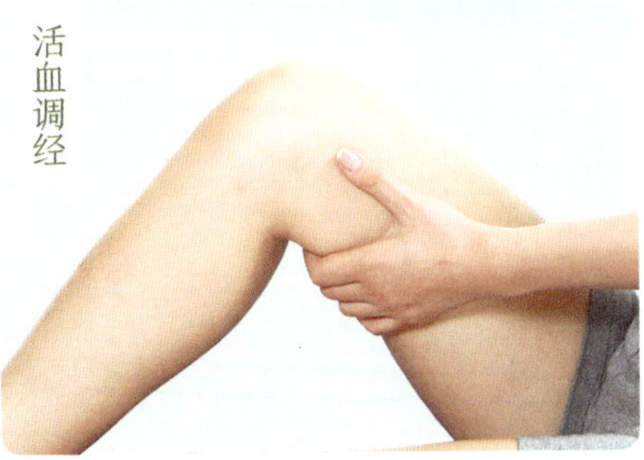

按揉三阴交穴

取穴 位于小腿内侧,内踝尖上3寸,胫骨内侧后缘。

方法 用拇指按揉三阴交穴2分钟,两侧可同时进行。

功效 健脾益胃,滋阴补肾。可缓解痛经、月经不调等问题。

按揉血海穴

取穴 位于大腿内侧,髌底内侧端上2寸,股内侧肌隆起处。

方法 用拇指指腹按揉两侧血海穴各5分钟,以有酸胀感为宜。

功效 活血化瘀,通络止痛。主治月经不调、痛经、经闭、崩漏等。

居家用药方

七制香附丸

功效 疏肝理气,养血调经。

适用病证 用于气滞血虚所致痛经、闭经、月经量少。

使用禁忌 忌食辛辣、油腻、生冷食物。

禁忌人群 孕妇及对本品过敏者禁用。

八珍益母胶囊

功效 益气养血,活血调经。

适用病证 用于气血两虚兼有血瘀所致月经不调。

使用禁忌 忌烟酒及辛辣、生冷、油腻食物;不宜同时服用甘遂、京大戟、海藻、藜芦等。

禁忌人群 孕妇、月经过多者禁用;湿热蕴结致月经不调者慎用。

痛经 活血化瘀，散寒止痛

痛经指女性经期及其前后，出现小腹或腰部疼痛，甚至痛及腰骶的症状。症状随月经周期而出现，严重者伴有恶心呕吐、冷汗淋漓、手足厥冷，甚至昏厥等症状。中医改善痛经，以温经散寒、活血化瘀为主。

精选食疗方

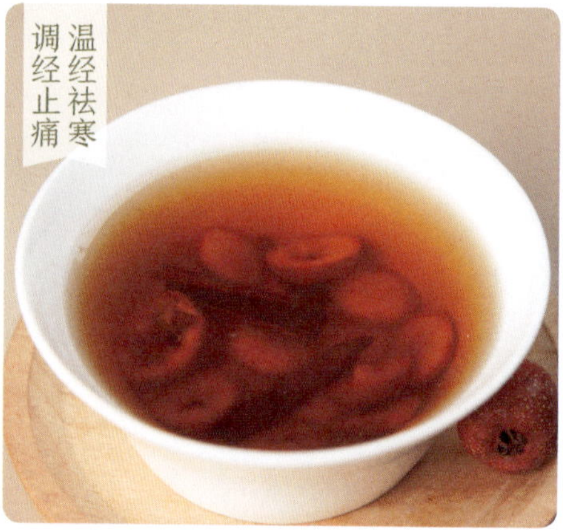

山楂桂皮红糖饮

材料 鲜山楂15克，桂皮5克，红糖30克。

做法 将鲜山楂、桂皮清洗后放入砂锅内，加清水煎煮取汁，加入红糖调匀，代茶频饮即可。

功效 山楂可活血化瘀，桂皮可温中祛寒，红糖可散寒活血。三者搭配煮茶可改善月经量少、少腹冷痛等症状。

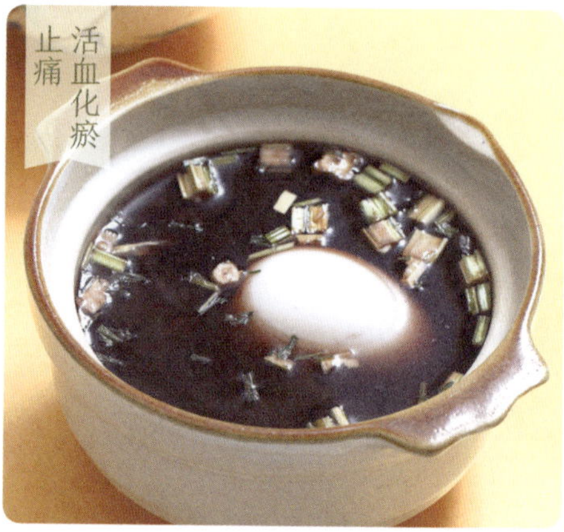

益母草煮鸡蛋

材料 益母草5~10克，鸡蛋1个。

做法 将益母草、鸡蛋加水同煮，蛋熟后去壳，放回汤中再煮片刻，去药渣吃蛋饮汤。

功效 益母草可活血化瘀，搭配鸡蛋煮汤可调经止痛，改善痛经。

提示 肾虚或血虚的人慎服益母草，否则易加重不适；孕妇禁服。

特效推拿方

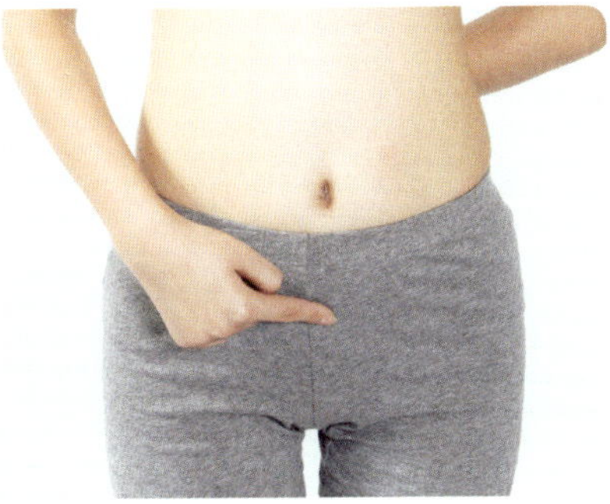

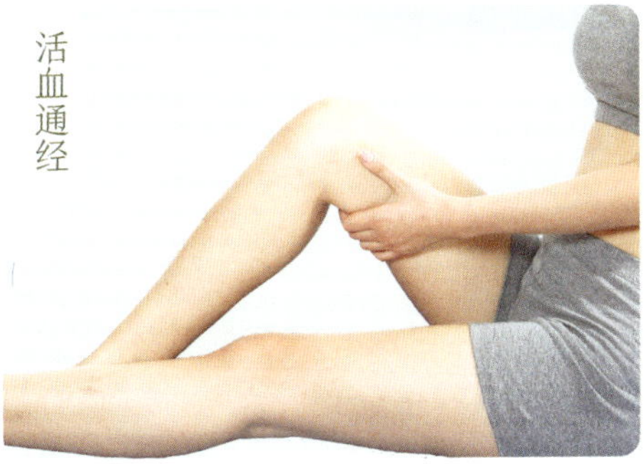

按揉关元穴

取穴 位于下腹部，脐下3寸，前正中线上。

方法 用食指指腹按揉关元穴3~5分钟。

功效 温补肾阳。可改善肾阳虚导致的痛经、腹泻等症状。

按压血海穴

取穴 位于大腿内侧，髌底内侧端上2寸，股内侧肌隆起处。

方法 用拇指指腹按压血海穴3~5分钟。

功效 活血化瘀，通络止痛。主治月经不调、痛经、腹胀等。

居家用药方

痛经丸

功效 活血散寒，调经止痛。

适用病证 用于下焦寒凝、气滞血瘀所致痛经、月经不调。

使用禁忌 忌生冷饮食，不宜洗凉水澡；不宜与人参或其制剂同服。

禁忌人群 孕妇禁用。

少腹逐瘀丸

功效 温经活血，散寒止痛。

适用病证 用于寒凝血瘀所致月经后期、痛经等。

使用禁忌 忌食寒凉食物。

禁忌人群 孕妇禁用；湿热、阴虚有热者慎用。

杨力教授答疑

问 调理寒性痛经，可以用电暖宝吗？

答 可以。在月经前一周，每天晚上用电暖宝暖小腹，月经期间哪里疼痛就暖哪里，一直到月经结束，有助于止痛。

闭经 调补脾肾，活血通经

闭经分为原发性闭经和继发性闭经。原发性闭经指女性年逾16岁，第二性征虽已发育但月经未来，或年逾14岁，尚无第二性征发育及月经；继发性闭经是指月经来潮后停止3个周期或6个月以上。调理闭经，主要思路是健脾补肾，行气活血。

精选食疗方

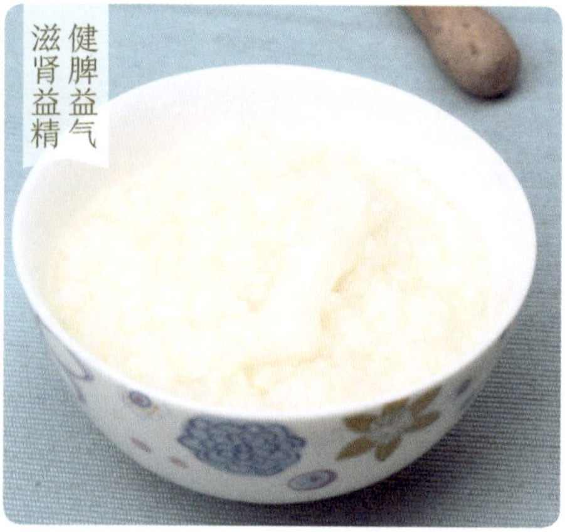

山药粥

材料 山药60克，大米100克，白术10克。

做法

1. 大米洗净后用水浸泡30分钟；山药洗净，去皮切丁；白术洗净炒熟。
2. 锅内加适量清水烧开，加入大米，大火煮开后转小火煮40分钟，加入山药丁，煮软烂后加入熟白术即可。

功效 健脾益气，滋肾益精。可调理因脾肾气虚导致的闭经。

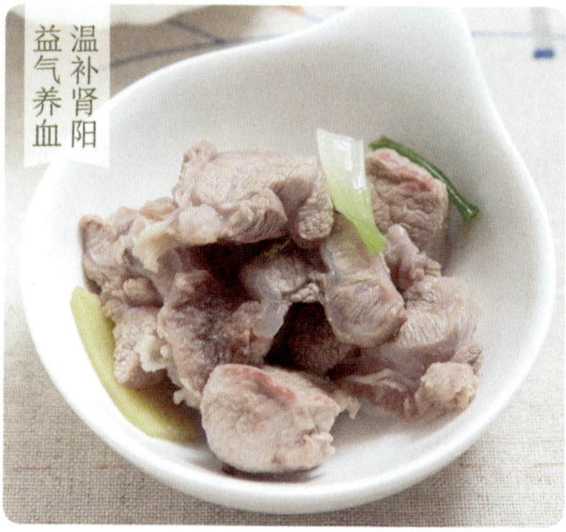

手抓羊肉

材料 羊肉300克。

调料 盐4克，姜片、葱段各5克。

做法

1. 羊肉切大块，用清水冲洗干净，冷水下锅，大火烧开，撇去浮沫，加入盐、姜片、葱段。
2. 转小火慢炖，待葱快烂时用筷子夹出，煮至肉软烂后捞出装盘即可。

功效 羊肉温补肾阳、益气养血，可改善女性常见的因寒闭经。

特效推拿方

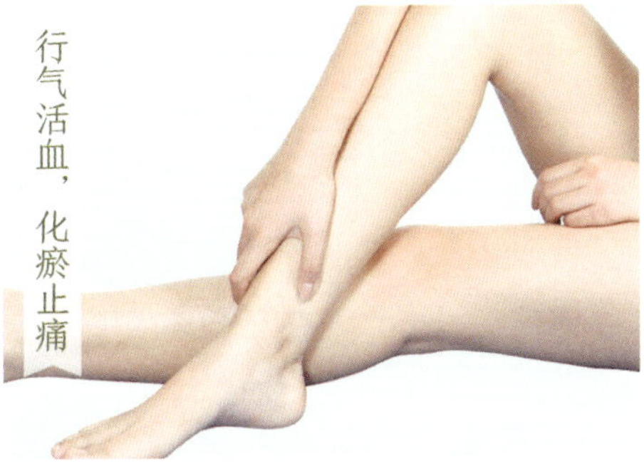

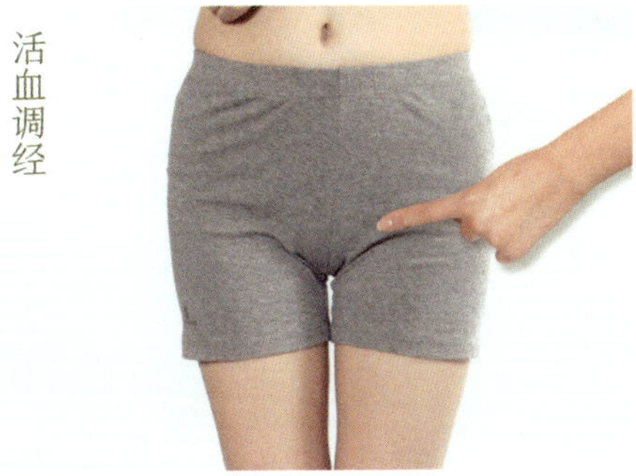

掐按三阴交穴

取穴　位于小腿内侧，内踝尖上3寸，胫骨内侧后缘处。

方法　用拇指掐按三阴交穴1分钟，两侧可同时进行。

功效　行气活血，化瘀止痛。主治闭经、痛经、腹痛、腹胀、肠鸣、腹泻、不孕等。

按揉归来穴

取穴　位于下腹部，脐下4寸，前正中线旁开2寸。

方法　以食指指腹按揉归来穴1~3分钟。

功效　调理气血，活血调经。主治闭经、少腹疼痛、月经不调、痛经等。

居家用药方

大黄䗪虫丸

功效　活血破瘀，通经消癥。

适用病证　用于瘀血内停所致闭经等。

使用禁忌　忌食寒凉食物；本品不可过量、久服。

禁忌人群　孕妇禁用；皮肤过敏者停服；气虚血瘀者、年迈体弱者慎用。

更年安片

功效　滋阴清热，除烦安神。

适用病证　用于肾阴虚所致绝经前后诸症。

使用禁忌　忌食辛辣、油腻、生冷食物。

禁忌人群　孕妇禁用；脾肾阳虚证者、糖尿病患者慎用。

白带异常 清热除湿，化瘀止带

白带异常是白带量多，或色、质、气味发生异常，并伴有全身或局部症状（如外阴瘙痒、头痛口苦，或精神疲倦等）的一种病症。中医认为其主要原因是湿邪，因此改善白带异常，健脾祛湿是主要思路。

精选食疗方

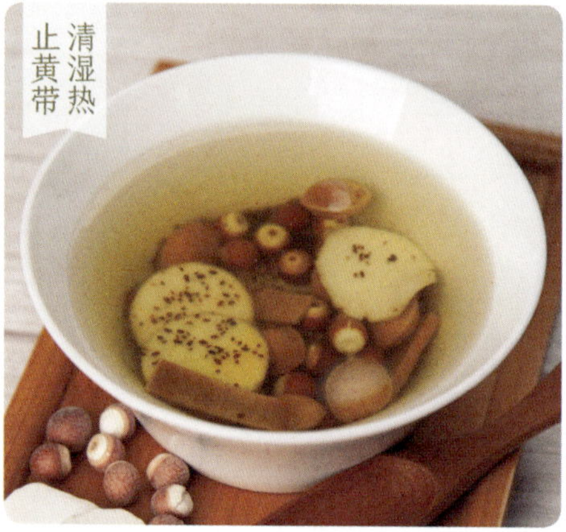

易黄汤

材料 炒山药、炒芡实各20克，盐炒黄柏、白果各5克，酒炒车前子3克。

做法 水煎服。

用法 经前每天1剂，分2次服用。

功效 山药可补脾，芡实可益肾止带，黄柏和车前子可清下焦湿热。这道汤可调理脾肾虚弱、湿热带下所致白带黏稠、颜色黄绿，小便发黄等。

提示 白果有小毒，不可过量服用。

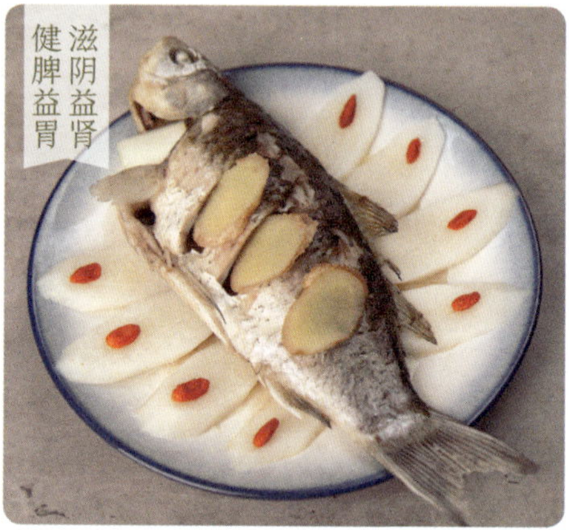

山药蒸鲫鱼

材料 鲫鱼1条，山药100克，枸杞子少许。

调料 葱段、姜片各10克，盐2克，料酒适量。

做法

1. 鲫鱼治净，用料酒和盐腌渍15分钟；山药去皮，洗净切片，铺于碗底。
2. 把腌渍好的鲫鱼放在山药片上，加入葱段、姜片、盐和少许水，上屉蒸30分钟，撒上枸杞子即可。

功效 补脾益胃。

特效推拿方

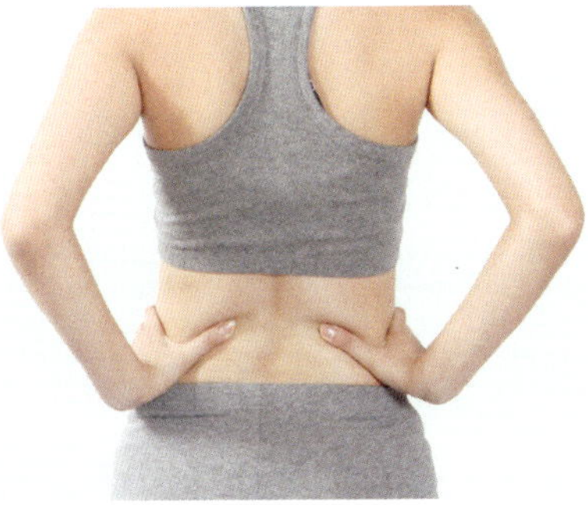

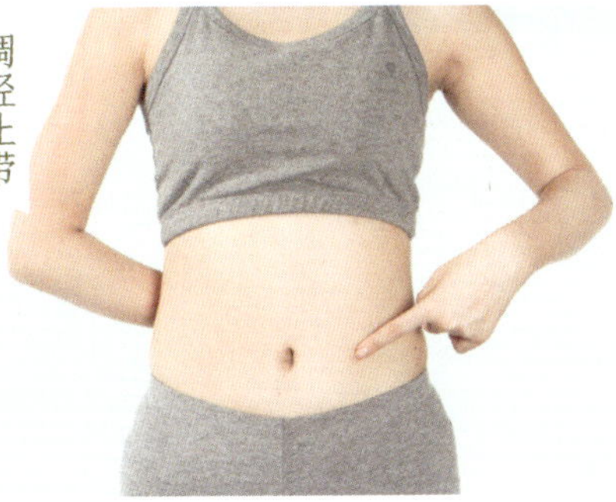

按揉肾俞穴

取穴 位于腰部，第 2 腰椎棘突下，后正中线旁开 1.5 寸。左右各一。

方法 用拇指指腹来回按揉肾俞穴 1～3 分钟，两侧同时或交替进行。

功效 强腰固肾，调节内分泌。有助于调理湿浊带下，缓解肾虚腰痛、月经不调等。

按揉带脉穴

取穴 位于侧腹部，第 11 肋骨游离端下方垂线与脐水平线的交点上。

方法 用食指指腹按揉带脉穴，每次 3～5 分钟。

功效 调经健脾，止带。主治月经不调、带下、闭经、痛经等。

居家用药方

千金止带丸

功效 健脾补肾，调经止带。

适用病证 用于脾肾两虚、湿热下注所致带下病、月经不调。

使用禁忌 忌食辛辣、生冷、油腻食物。

禁忌人群 孕妇禁用；肝郁血瘀证、湿热证、热毒证者慎用。

白带丸

功效 清热，除湿，止带。

适用病证 用于湿热下注所致带下病，症见带下量多、色黄、有异味。

使用禁忌 忌食辛辣、生冷、油腻食物。

禁忌人群 肝肾阴虚证者慎用。

阴道炎 清热解毒，抗菌消炎

中医认为，阴道炎主要与湿热、阴虚、肝郁等病机有关。其中，湿热下注型阴道炎表现为阴道分泌物增多、异味、瘙痒等症状，阴虚内热型阴道炎表现为阴道干涩、灼热等，肝郁气滞型阴道炎伴有情绪波动、胸闷、乳房胀痛等。调理阴道炎，以疏肝解郁、健脾除湿为主。

精选食疗方

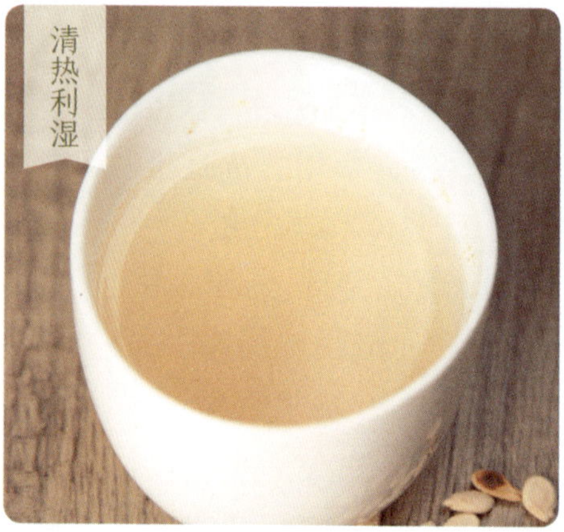

冰糖冬瓜子汤

材料 冬瓜子、冰糖各 30 克。

做法 冬瓜子洗净，碾细末，加冰糖冲入开水 1 碗，放入陶瓷罐内，小火隔水炖服即可。

功效 冬瓜子有清热利湿的功效，搭配冰糖炖汤可改善湿热带下、阴道炎等。

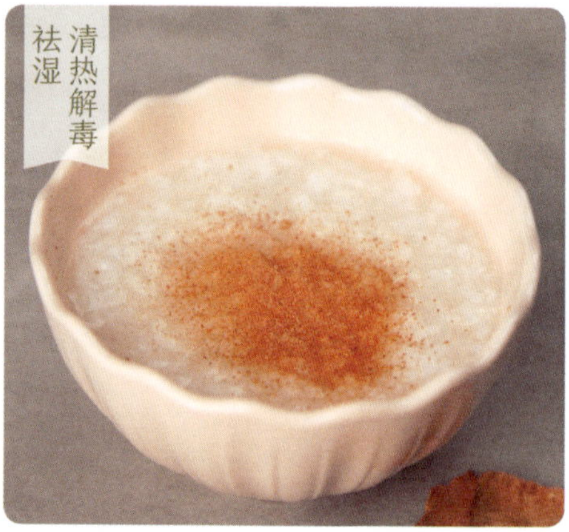

土茯苓粥

材料 土茯苓 10 克，大米 40 克。

做法

1. 大米淘洗干净，浸泡 30 分钟；土茯苓研成细末。
2. 大米、土茯苓粉放入锅内，加适量水，用大火烧沸后再转小火炖至米烂粥熟即可。

功效 土茯苓粥能清热祛湿，有助于减轻阴道炎的瘙痒、灼痛等症状。

特效推拿方

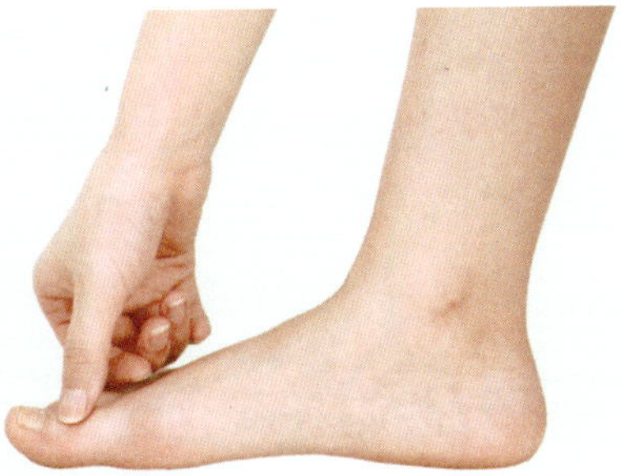

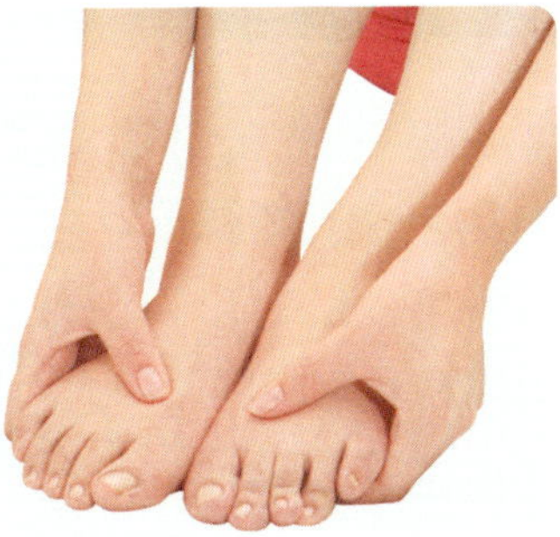

按揉隐白穴

取穴 位于足大趾内侧，趾甲根角旁0.1寸。

方法 用拇指指腹按揉隐白穴，每天早晚各一次，每次按2~3分钟。

功效 调经统血，健脾宁神。主治月经过多、崩漏等，可帮助减轻阴道炎症状。

按揉太冲穴

取穴 在足背，在第1、2跖骨结合部前方凹陷中。

方法 用拇指指腹按揉太冲穴3分钟，以有酸、胀、痛感为度。

功效 疏肝理气、调理月经，可调治头晕目眩、胁腹胀痛、月经不调，阴道炎伴有上述症状者。

居家用药方

妇炎康片

功效 清热利湿，理气活血，散结消肿。

适用病证 用于湿热下注、毒瘀互阻所致的带下病、腹痛。慢性盆腔炎、阴道炎见上述症状者。

使用禁忌 忌食辛辣、生冷、油腻食物。

禁忌人群 孕妇禁用；气血虚弱、脾肾阳虚腹痛、带下量多者不宜用。

四妙丸

功效 清热利湿。

适用病证 用于湿热下注所致阴道炎等。

使用禁忌 忌饮酒及食用鱼腥、辛辣食物。

禁忌人群 孕妇慎用；风寒湿痹、虚寒痿证者慎用。

宫颈炎 清热利湿，消炎

在中医里，宫颈炎属于“带下病”范畴，分为急性和慢性。急性表现为白带增多且呈脓性，伴有腰背疼痛、盆腔有下坠感等；慢性表现为白带增多且呈乳白色，夹有血丝或性交出血，伴腰骶部疼痛等。调理宫颈炎以清热利湿为主。

精选食疗方

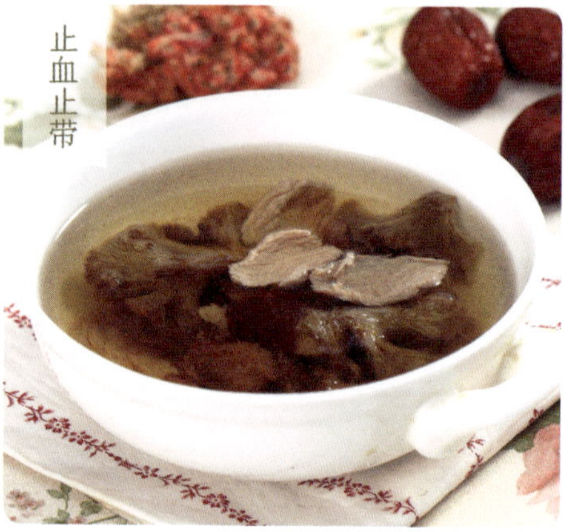

鸡冠花瘦肉汤

材料 鸡冠花10克，猪瘦肉100克，红枣15克。

做法

1. 鸡冠花、红枣、猪瘦肉洗净，猪瘦肉切片，红枣去核。
2. 将全部材料一起放进砂锅中，加适量清水，大火煮沸后转小火煮30分钟即可。

功效 鸡冠花可收敛止带、止血止痛，这道汤可帮助调理急性宫颈炎。

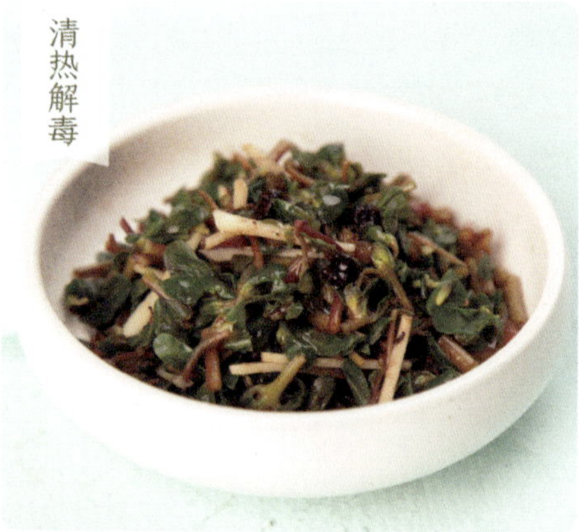

凉拌马齿苋

材料 马齿苋200克，豆豉15克。

调料 姜丝、盐、米醋各3克。

做法

1. 将马齿苋洗净，切碎。
2. 用水将马齿苋煮熟后捞出，放凉后调入盐、豆豉、姜丝、米醋拌匀即可。

功效 马齿苋具有清热解毒的功效，豆豉有解毒的功效。二者搭配可清热解毒，缓解宫颈炎症状。

特效推拿方

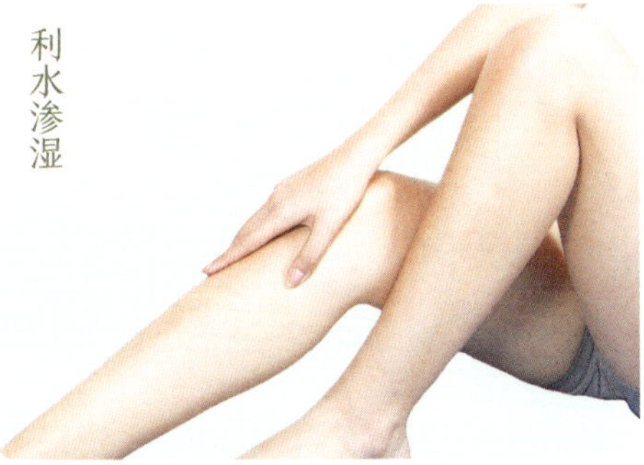

利水渗湿

按揉阴陵泉穴

取穴 在小腿内侧，胫骨内侧髁下缘的凹陷中。

方法 用拇指指腹按揉阴陵泉穴1~3分钟，以有酸胀感为度。

功效 利水渗湿，健脾益气。可以缓解宫颈炎所引起的白带过多、小腹坠胀感等症状。

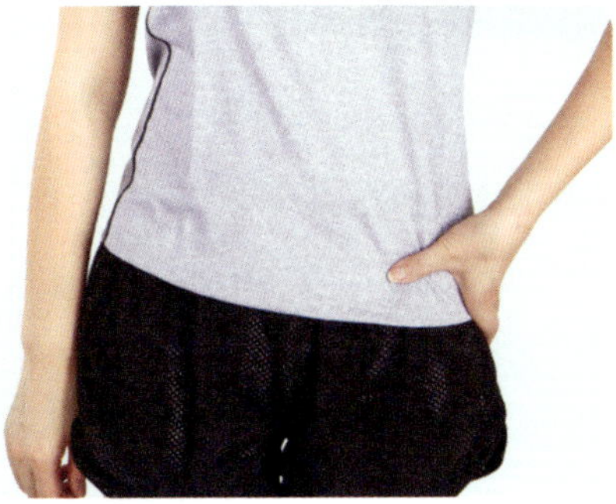

调节冲任气血

按揉子宫穴

取穴 位于下腹部，脐中下4寸，前正中线旁开3寸。

方法 用拇指指腹轻揉子宫穴，每次3~5分钟。

功效 调经理气。主治月经不调、痛经、宫颈炎等。

居家用药方

抗宫炎片

功效 清热祛湿，止带。

适用病证 用于改善湿热下注所致带下病、宫颈炎等。

使用禁忌 忌食辛辣、生冷、油腻食物。

禁忌人群 孕妇禁用；对本品过敏者禁用。

宫炎平胶囊

功效 清热利湿，祛瘀止痛，收敛止带。

适用病证 用于湿热瘀阻所致带下病，症见小腹隐痛，经色紫暗、有块，带下色黄质稠。

使用禁忌 忌食油腻、辛辣、刺激性食物。

禁忌人群 孕妇及过敏体质者慎用。

不孕 暖宫散寒，促受孕

不孕是指育龄夫妇双方同居 1 年以上，在有正常性生活、没有采用任何避孕措施的情况下，未能成功怀孕。中医认为，不孕的致病原因有情志不畅、肾虚、肝郁、瘀阻、痰浊等，调理以补肾疏肝、调畅情志、活血化瘀为主。

精选食疗方

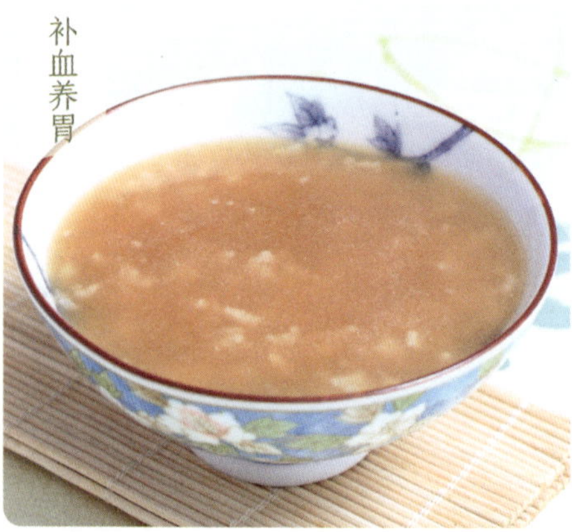

阿胶糯米粥

材料 阿胶 12 克，糯米 60 克。

调料 黄酒、红糖各适量。

做法

1. 阿胶用黄酒浸泡化开，糯米浸泡 2 小时。
2. 锅置火上，放入糯米和适量水，大火烧开后改小火煮至粥熟，放入阿胶，小火继续熬煮。
3. 待粥烂熟时，放入红糖，搅匀即可。

功效 补血养胃，调理不孕。

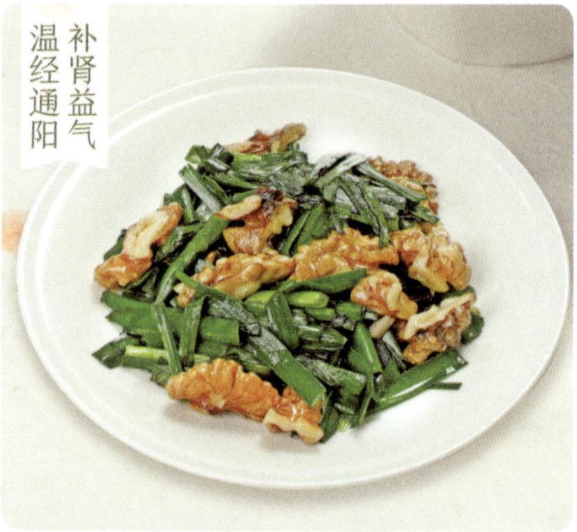

核桃仁炒韭菜

材料 韭菜 200 克，核桃仁 50 克。

调料 盐 3 克。

做法

1. 韭菜洗净，切段；核桃仁浸泡，沥干，炒至金黄色盛出。
2. 锅内留底油烧热，下韭菜段，加盐炒匀，倒入核桃仁翻炒几下即可。

功效 韭菜可温肾助阳，核桃仁可补肾固精。二者搭配炒食有助于调理因肾虚引起的不孕。

特效推拿方

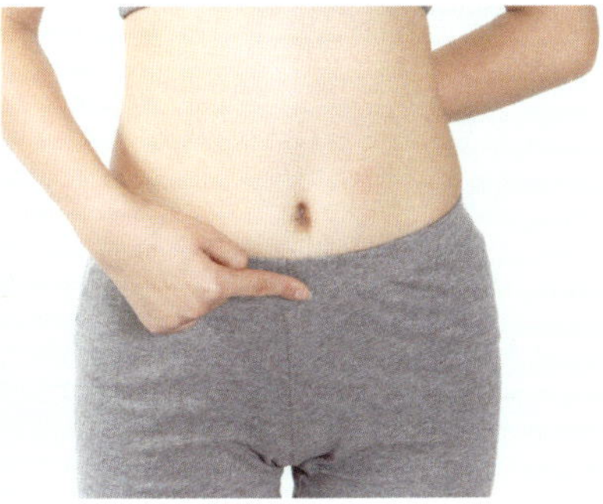

温阳补气

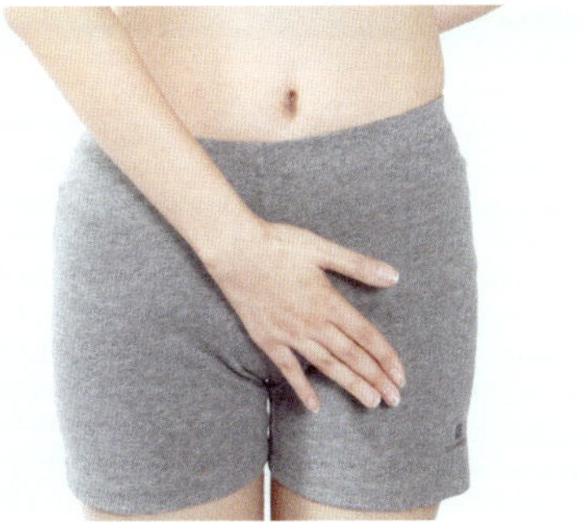

温补肾阳，暖宫散寒

按揉气海穴

取穴 位于下腹部，脐中下 1.5 寸，前正中线上。

方法 用食指指腹按揉气海穴 3~5 分钟，力度适中。

功效 温补肾阳。可用于改善肾阳不足引起的不孕。

按揉关元穴

取穴 在下腹部，脐下 3 寸前正中线上。

方法 以关元穴为圆心，用手掌做逆时针及顺时针方向摩动 3~5 分钟，然后随呼吸按揉关元穴 3 分钟。

功效 培元固本，暖宫散寒。主治因肾阳虚导致的不孕、月经不调、痛经、白带过多等。

居家用药方

艾附暖宫丸

功效 理气养血，暖宫调经。

适用病证 用于血虚气滞、下焦虚寒所致不孕、月经过少、痛经等。

使用禁忌 忌食寒冷食物。

禁忌人群 孕妇禁用；热证、实证者慎用。

得生丸

功效 疏肝解郁，化瘀调经。

适用病证 用于气滞血瘀引起的不孕、月经不调、经期腹痛等。

使用禁忌 忌食生冷饮食；服本药时不宜和感冒药同用。

禁忌人群 过敏体质者、孕妇慎用。

习惯性流产 固本安胎

育龄女性妊娠不到 20 周，胎儿不足 500 克而妊娠终止者，称为流产，中医称“滑胎”。习惯性流产指流产连续发生 3 次以上。中医认为习惯性流产多是由于肾虚、脾虚等导致，调理以健脾固肾为主。

精选食疗方

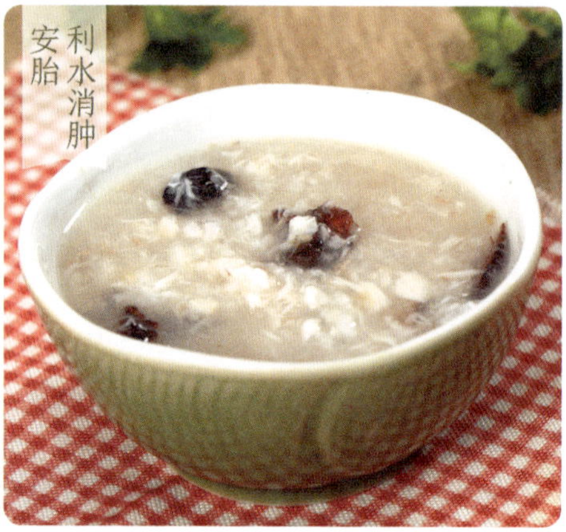

安胎鲤鱼粥

材料 鲤鱼 1 条，苎麻根 10 克，糯米 50 克。

调料 葱丝、姜末、盐各适量。

做法

1. 鲤鱼治净，切片煎汤，捞出鲤鱼。
2. 再将苎麻根放入鱼汤中，加糯米、葱丝、姜末、盐，煮成稀粥，吃鱼喝粥即可。

功效 这款粥的主料苎麻根，可清热凉血、解毒安胎，改善先兆流产。

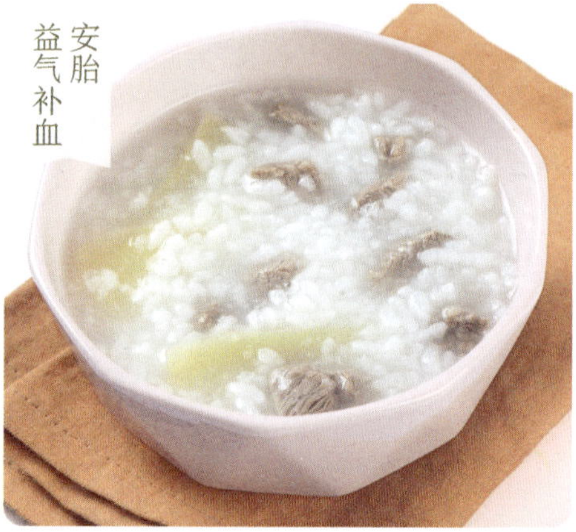

羊肉粥

材料 羊瘦肉 50 克，大米 100 克。

调料 姜片、盐各 3 克。

做法

1. 羊瘦肉洗净，切成小块；大米淘洗净，浸泡 30 分钟。
2. 锅内加适量清水烧开，加入大米、姜片、羊瘦肉块，大火煮开后转小火煮 40 分钟，挑出姜片，加盐调味即可。

功效 羊肉煮粥有助于益气补血、健脾强肾，帮助安胎。

特效推拿方

健脾和胃，养血安胎

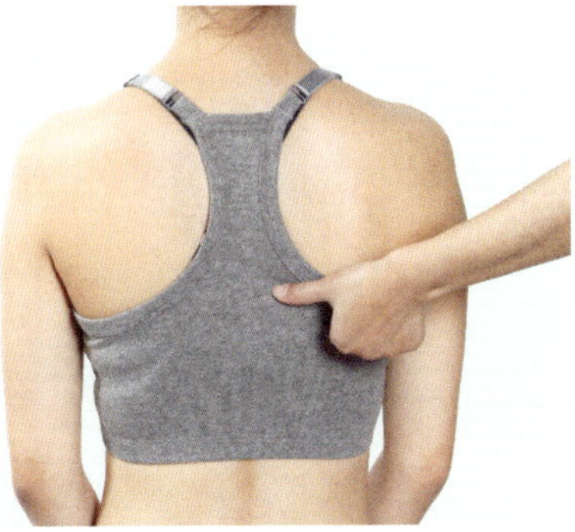

补肾培元，固本安胎

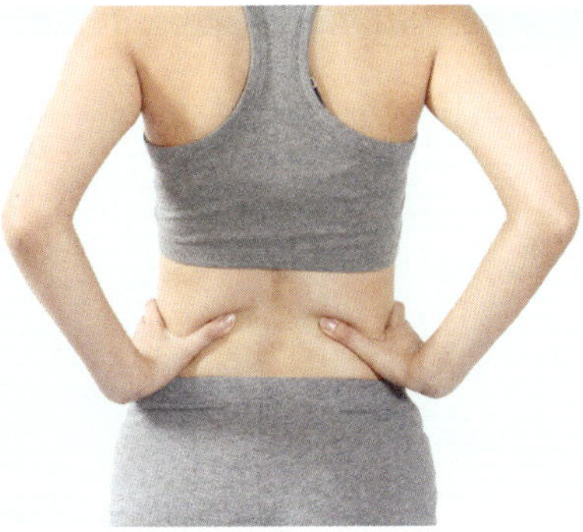

按揉脾俞穴

取穴 在背部，第 11 胸椎棘突下，后正中线旁开 1.5 寸。左右各一。

方法 用拇指按揉脾俞穴，每次 1～2 分钟。

功效 健脾养血，安胎。调节脾肾功能，减少习惯性流产的发生。

按揉肾俞穴

取穴 在腰部，第 2 腰椎棘突下，后正中线旁开 1.5 寸。左右各一。

方法 用双手拇指指腹按揉肾俞穴 1～3 分钟。

功效 强腰护肾，固本保胎。可改善肾虚引起的习惯性流产。

居家用药方

嗣育保胎丸

功效 补气养血，安胎保产。

适用病证 用于因气血不足引起的恶心呕吐、腰酸腹痛、足膝浮肿、胎动不安。

使用禁忌 忌食生冷、辛辣、油腻食物，忌饮酒、吸烟、浓茶、咖啡。

禁忌人群 过敏者、阴虚火旺者禁用。

滋肾育胎丸

功效 补肾健脾，益气培元，养血安胎，强壮身体。

适用病证 用于脾肾两虚，冲任不固所致滑胎（防治习惯性流产和先兆性流产）。

使用禁忌 孕妇禁房事；服药时忌食萝卜、薏米、绿豆芽。

禁忌人群 对本品过敏者、感冒发热者、严重肝肾功能不全者禁用。

妊娠呕吐 健脾祛湿，降逆止呕

在妊娠早期，少数孕妇会出现频繁、剧烈的恶心呕吐，并持续存在、进行性加重，影响正常的工作和生活。中医认为，妊娠呕吐一般由脾胃虚弱、肝胃不和引起。调理以清肝和胃、降逆止呕、调和脾胃为主。

精选食疗方

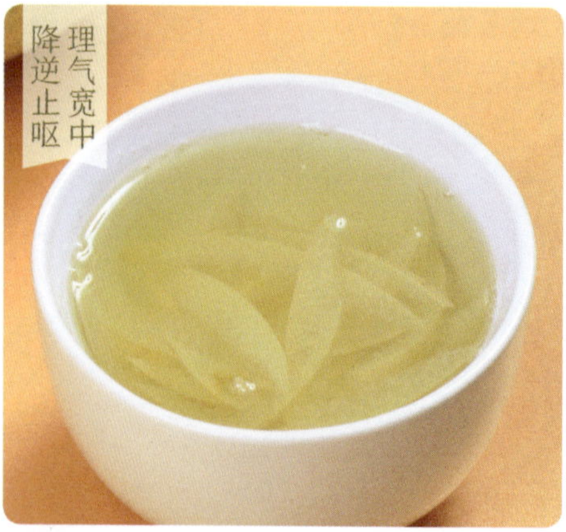

柚皮茶

材料 柚皮 15～20 克。

做法 将柚皮洗净，切碎，加水煎煮，去渣取汁代茶频饮即可。

功效 柚皮理气宽中，能帮助缓解妊娠期的恶心呕吐。

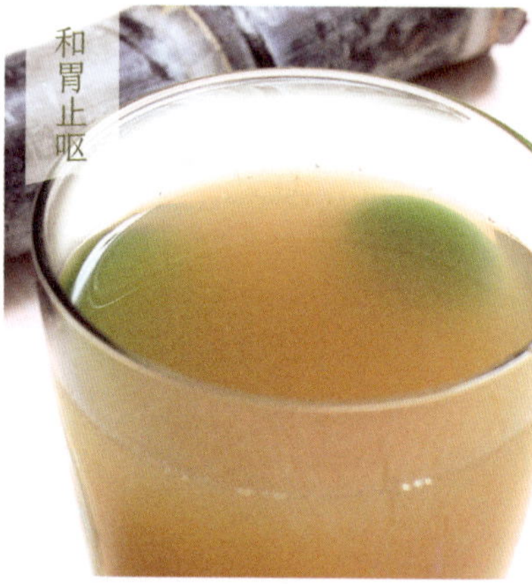

甘蔗姜汁饮

材料 甘蔗 150 克，鲜生姜 10 克。

做法

1. 甘蔗去皮，生姜洗净去皮，均切成块。
2. 将上述材料一起放入榨汁机中，加适量水榨成汁即可。

功效 甘蔗可清热解毒，搭配辛温止呕的生姜榨汁饮用，可缓解妊娠反应、慢性胃病等引起的反胃呕吐或干呕不止。

特效推拿方

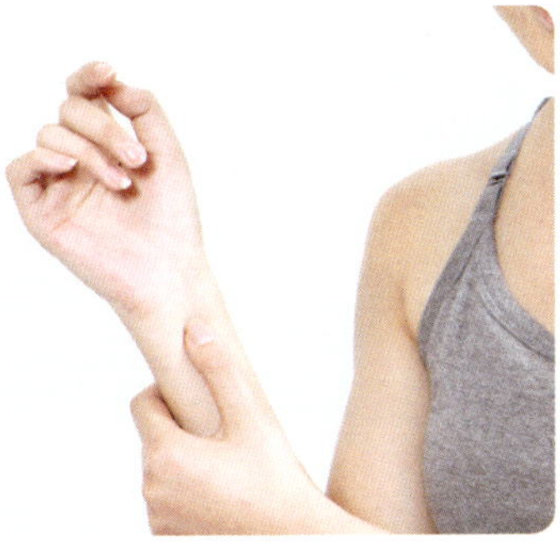

理气和胃，降逆止呕

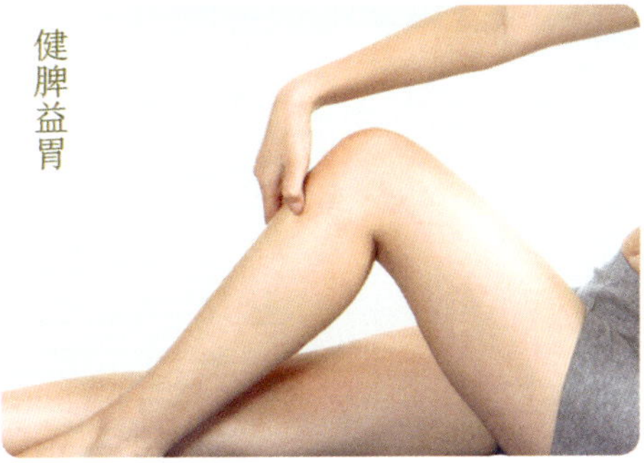

健脾益胃

按揉内关穴

取穴 在前臂前区，手握拳或上抬，腕掌侧中间凸出的两筋之间，腕横纹上2寸。

方法 用一只手的拇指稍用力向下点压对侧手臂的内关穴，保持压力不变，继而旋转揉动，每次按揉1～3分钟。

功效 和胃降逆止呕。主治呃逆、呕吐等。

按揉足三里穴

取穴 在小腿外侧，外膝眼下3寸，距胫骨前嵴约一横指处。

方法 用拇指指腹垂直按压足三里穴，每天早晚两侧各按1次，每次1～3分钟。

功效 健脾益胃，降逆止呕。主治脾胃不和引起的呕吐。

居家用药方

香砂六君丸

功效 健脾和胃，安胎止呕。

适用病证 用于脾胃虚弱或脾胃气滞引起的胸脘胀闷、饮食不化、呕吐泄泻等。

使用禁忌 忌食生冷、油腻、不易消化的食物。

禁忌人群 肝肾阴虚者慎用。

二陈丸

功效 燥湿化痰，理气和中。

适用病证 用于脾胃气滞、痰湿停滞导致的咳嗽痰多、胸脘胀闷、恶心呕吐。

使用禁忌 忌食辛辣、油腻食物；不宜长期服用。

禁忌人群 肺阴虚所致燥咳、咯血者禁用。

产后缺乳 疏肝解郁，补气养血

产后乳汁少或完全无乳，称为缺乳。中医认为，气血虚弱、肝郁气滞是导致产后缺乳的主要原因。调理以疏肝解郁，补气养血为主。

精选食疗方

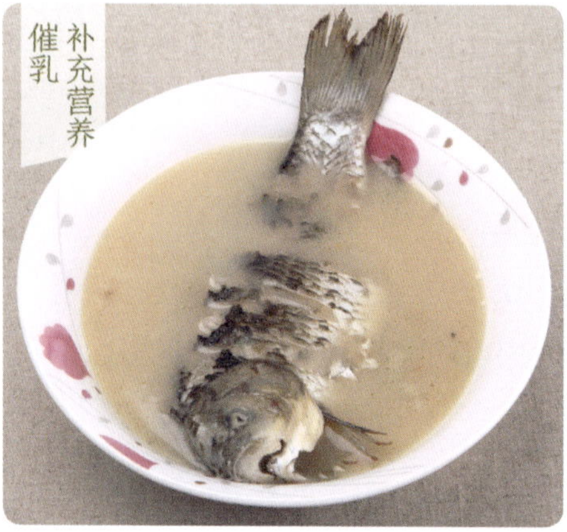

鲫鱼汤

材料 鲫鱼1条。

调料 白酒、盐适量。

做法

1. 鲫鱼去内脏，洗净，改刀。
2. 锅中倒油，放入鲫鱼，煎至两面金黄，再加适量水，滴入白酒。
3. 大火煮沸转至小火，直至鱼汤奶白色，最后加入盐调味即可。

功效 鲫鱼具有健脾利湿、温中下乳的作用，煮汤很适合产后缺乳的女性补充营养，帮助下乳。

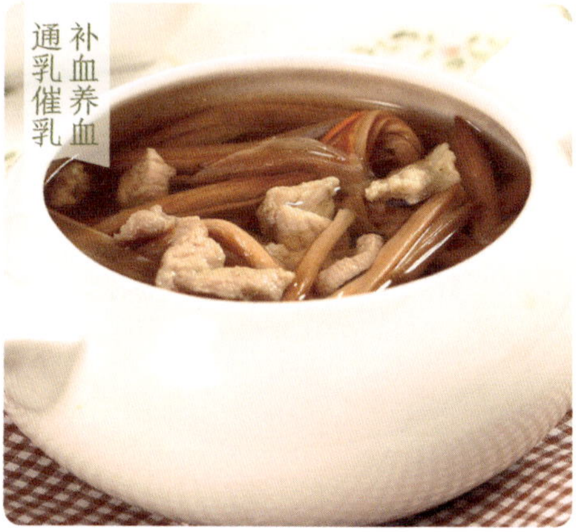

黄花菜炖猪肉

材料 干黄花菜50克，猪瘦肉200克。

调料 盐适量。

做法

1. 黄花菜提前泡发，洗净；猪瘦肉洗净，切薄片。
2. 将材料一起倒入陶瓷罐内，用大火隔水炖至猪瘦肉熟透，加盐调味即可。

功效 黄花菜可清热通乳，猪肉可补充营养，二者合用可改善产后缺乳。

特效推拿方

通乳开窍

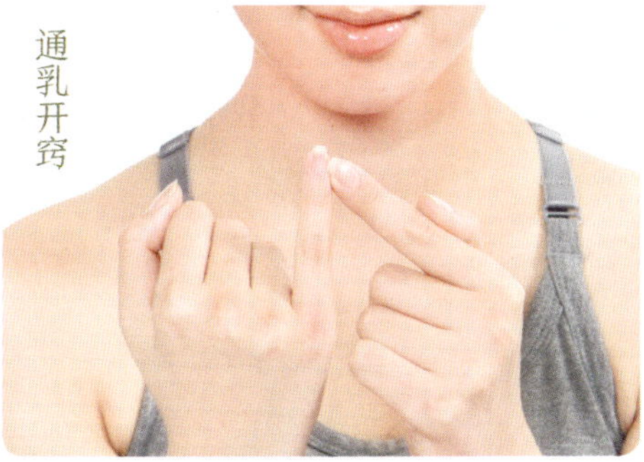

掐按少泽穴

取穴 小指末节尺侧，距指甲根角旁开 0.1 寸。

方法 用指甲尖垂直掐按少泽穴 1~3 分钟。

功效 清热、利咽、通乳。可调理产后无乳等症。

通乳化瘀

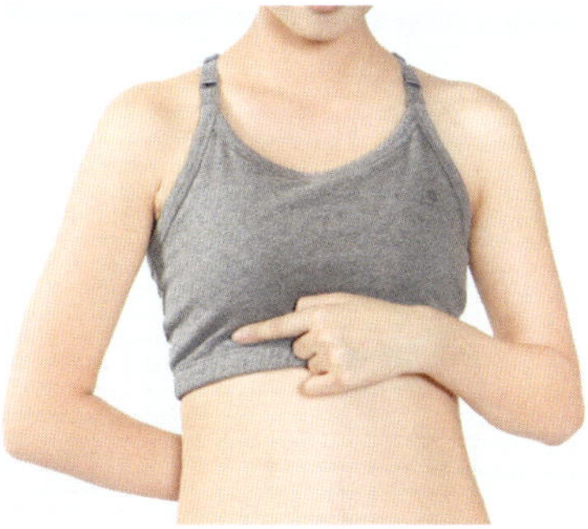

按揉乳根穴

取穴 位于胸部，乳头直下，第 5 肋间隙，前正中线旁开 4 寸。

方法 用食指指腹按揉乳根穴，每天早晚各揉按 3~5 分钟。

功效 通乳化瘀，宽胸利气。主治乳腺炎、乳痛、乳痈、乳汁不足等。

居家用药方

通乳颗粒

功效 益气养血，通络下乳。

适用病证 用于产后气血亏损，乳少、无乳、乳汁不通等症。

使用禁忌 忌食辛辣刺激性食物，避免剧烈运动及重体力劳动。

禁忌人群 孕妇慎用。

乳泉颗粒

功效 理气，活血，下乳。

适用病证 用于因气血不畅、经络阻滞导致的产后乳少、乳汁不下。

使用禁忌 忌食辛辣食物，勿过食咸味、酸味的食物。

禁忌人群 孕妇、恶露过多者、感冒患者、糖尿病患者慎用。

杨力教授答疑

问 怎样做可以改善产后缺乳？

答 早开奶，增加哺乳次数，热敷、按摩乳房等都可改善产后缺乳。同时可搭配食疗，可多食用鲫鱼、花生、木瓜、南瓜、红薯等，忌食辛辣刺激、燥热的食物。

乳腺增生 疏肝解郁，理气止痛

乳腺增生，中医称“乳癖”，多由郁怒伤肝、忧思伤脾，导致气血痰湿阻塞乳络而成。主要表现为乳房一侧或双侧胀痛、刺痛或刀割样痛，并可向胸前区、胸侧、腋下放射，月经前症状加重。调理以疏肝解郁、理气化瘀为主。

精选食疗方

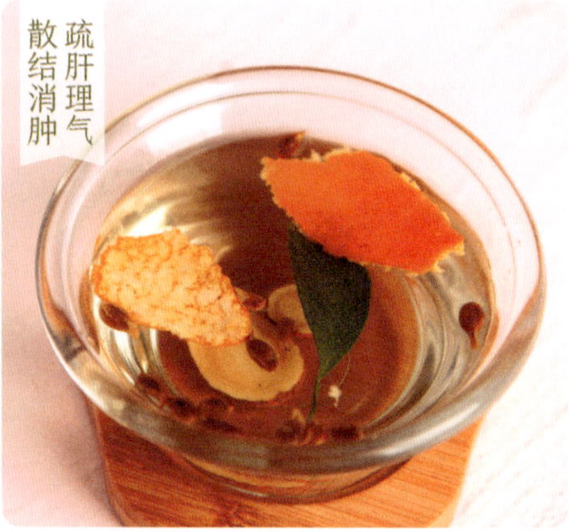

三橘甘草饮

材料 橘叶、橘皮、橘核各10克，甘草5克。

做法 上述药材清洗干净，用沸水冲泡15分钟代茶饮即可。

功效 橘叶、橘皮、橘核都能疏肝理气，散结消肿；甘草可调和药性，清热解毒。以上材料共同泡茶很适合乳腺增生患者。

提示 方中的橘皮不是陈皮，橘皮破气散结的功效更强。注意不要用铁器冲泡。

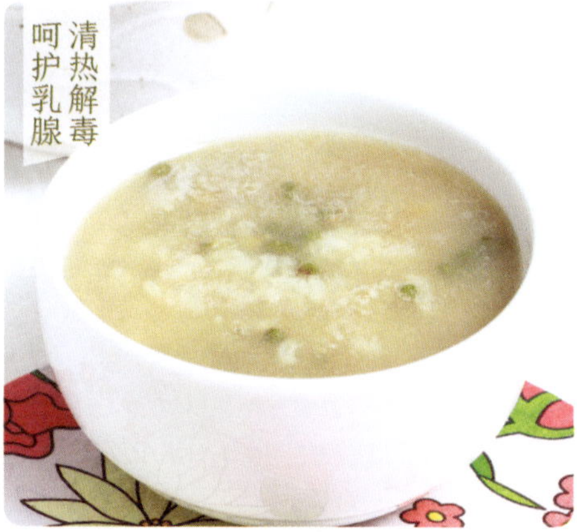

蒲公英绿豆粥

材料 绿豆60克，大米、干蒲公英各15克。

做法

❶ 干蒲公英用水泡软，洗净，切碎；绿豆洗净，用水浸泡2小时；大米淘洗干净，用水浸泡30分钟。

❷ 锅置火上，倒入适量清水，放入蒲公英碎，大火烧沸，改用小火煮10～15分钟，去渣留汁，加入绿豆和大米煮烂即可。

功效 清热解毒，消肿散结。

特效推拿方

宽胸理气，通乳

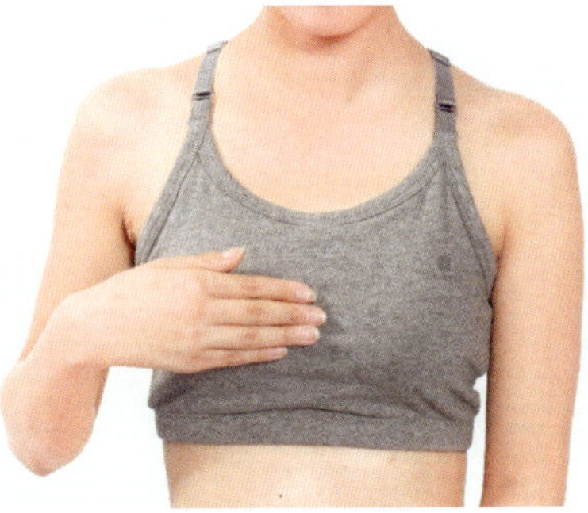

疏肝理气，化痰散结

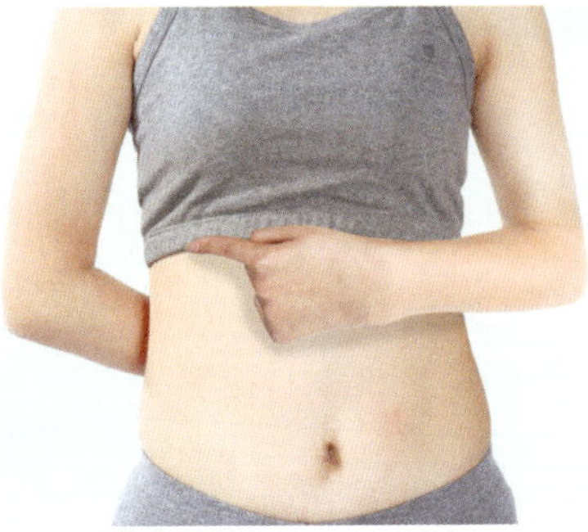

按揉膻中穴

取穴 位于胸部两乳头连线的中点，平第4肋间处。

方法 用一只手的食指、中指、无名指稍向下用力按压膻中穴半分钟，然后顺时针、逆时针各按揉6次，至有酸、麻、胀感。

功效 宽胸理气，活血通络。主治乳腺增生、乳腺炎等。

按揉期门穴

取穴 位于胸部，乳头垂直向下推2个肋间隙，按压有酸胀感处。

方法 每天用食指按揉期门穴2次，每次按200下。

功效 疏肝理气，化瘀散结。可缓解乳腺增生引起的乳房胀痛、胸闷等症状。

居家用药方

乳宁颗粒

功效 疏肝养血，理气解郁。

适用病证 用于肝郁气滞、血瘀所致乳腺增生，症见乳房结块胀痛或压痛，胸胁胀痛。

使用禁忌 忌食生冷、辛辣、油腻食物，忌烟酒。

禁忌人群 孕妇禁用。

散结灵片

功效 散结消肿，活血止痛。

适用病证 用于乳腺增生引起的疼痛和肿块。

使用禁忌 忌食生冷及油腻难消化的食物。

禁忌人群 孕妇禁用。

杨力教授答疑

问 为什么说乳腺增生是一种“情志病”？

答 乳腺增生多和不良情绪如焦虑、生气、抑郁有关，所以最好的预防方法是调整自己的心态，保持心情愉悦、放松。

乳腺炎 清热解毒，消肿散结

乳腺炎是指乳腺的急性化脓性感染，多发生于哺乳期，主要表现有乳房胀痛，畏寒发热，局部红、肿、热、痛，触及有硬块等。中医认为，乳腺炎是肝郁胃热、乳汁淤积所致，调理以清热解毒、通络散结为主。

精选食疗方

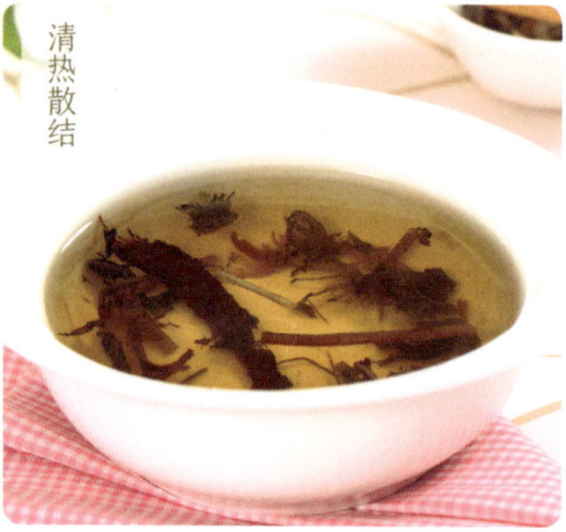

蒲公英汁

材料 蒲公英、蜂房各10克，紫花地丁8克，天冬12克。

做法 将上述药材用水煎煮，去渣取药液；再加清水煎1次，合并药液。

功效 蒲公英可解毒散结，紫花地丁清热消肿，天冬可养阴生津，蜂房可杀菌消炎，共同搭配煎汁适用于热毒炽盛导致的乳腺炎。

提示 每日1剂，分2次服用。

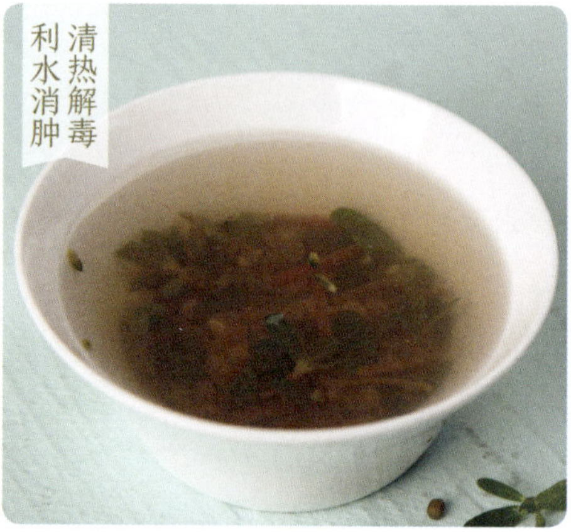

马齿苋绿豆汤

材料 鲜马齿苋120克，绿豆50克。

做法

❶ 鲜马齿苋洗净，切段；绿豆洗净。

❷ 绿豆放入锅内，加适量水，大火煮开后，放入马齿苋，再次煮开后，转小火煮至豆烂即可。

功效 马齿苋和绿豆皆可清热解毒、利水消肿，二者搭配煮汤可帮助缓解乳腺炎症状。

特效推拿方

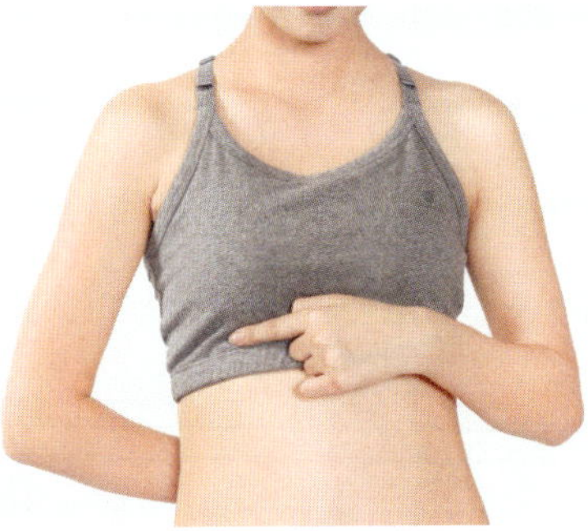

宽胸利气，通乳化瘀

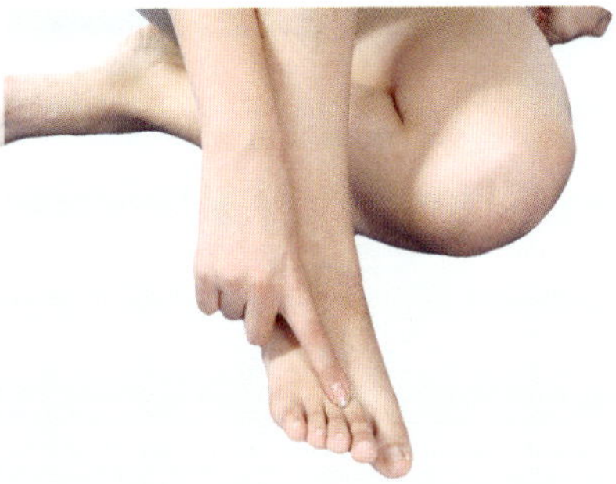

清热理气止痛

按揉乳根穴

取穴 位于胸部，乳头直下，第5肋间隙，前正中线旁开4寸。

方法 用食指指腹按揉乳根穴，每天早晚按揉3~5分钟。

功效 通乳化瘀，宽胸利气。主治乳腺炎、乳痛、乳痈、乳汁不足等。

按揉内庭穴

取穴 位于足背，第2、3趾之间，趾蹼缘后方赤白肉际处。

方法 用食指指腹按揉内庭穴100次，以有酸胀感为宜。

功效 去胃火、化积滞，理气止痛，可通过调理脾胃改善乳腺炎症状。

居家用药方

乳癖消片

功效 软坚散结，活血消痈，清热解毒。

适用病证 用于痰热互结所致乳癖、乳痈，症见乳房红肿胀痛、结块等。

使用禁忌 忌食生冷、油腻食物。

禁忌人群 孕妇慎用；若用药后引起全身不适需及时停用。

小金丸

功效 散结消肿，化瘀止痛。

适用病证 用于痰气凝滞所致乳癖、乳岩等。

使用禁忌 忌食辛辣、海鲜、油腻及刺激性食物；不宜长期使用。

禁忌人群 孕妇、哺乳期女性及疮疡阳证者禁用；脾胃虚弱者、肾功能不全者慎用。

杨力教授答疑

问 得了乳腺炎还能继续哺乳吗？

答 继续哺乳可以帮助排出乳汁，减少乳汁淤积，对缓解炎症有一定帮助。因此只要乳腺炎症状没有很严重，没有化脓，就可以继续哺乳。

卵巢囊肿 活血养肝，消肿

卵巢囊肿是一种常见的妇科疾病，常见症状有下腹胀痛、月经异常、腹部肿块等，严重会导致不孕。中医认为，卵巢囊肿与肝气郁结、气滞血瘀、痰湿内阻等因素有关，调理以活血化瘀、消肿散结为主。

精选食疗方

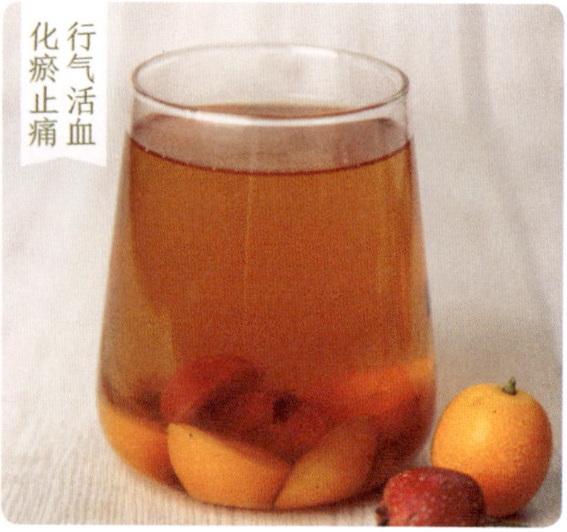

金橘山楂饮

材料 金橘10克，山楂30克。

调料 红糖适量。

做法 将金橘和山楂放入锅中，加适量清水煎煮，出锅前加红糖调味即可。

功效 金橘可活血止痛，山楂可行气散瘀。二者搭配有助于缓解卵巢囊肿引起的腹痛、月经异常等症状。

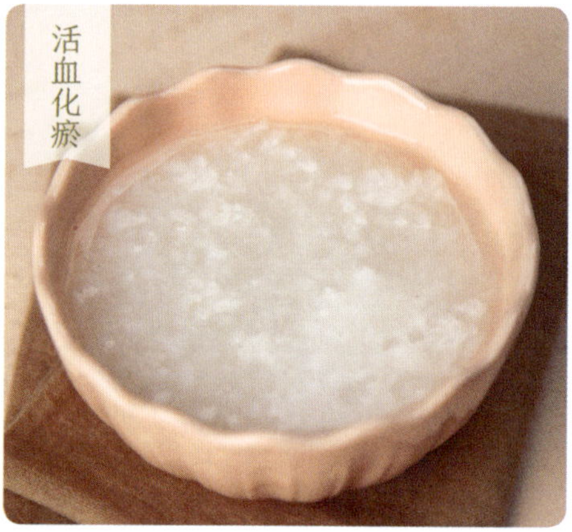

桃仁粥

材料 桃仁（烫浸去皮尖、去双仁者）10克，大米60克。

做法

1. 将桃仁放入钵中，加水适量，用木杵捣研成泥状后，用双层纱布包裹，绞榨取汁。
2. 将桃仁汁及大米倒入砂锅，加适量水，煮至粥稠即可。

功效 桃仁可活血化瘀，搭配大米煮粥食用可帮助改善卵巢囊肿引起的腹痛和月经不调等症状。

特效推拿方

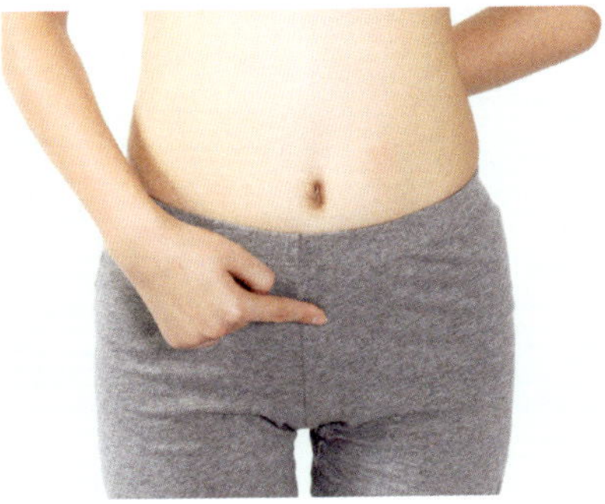

培元固本，补益下焦

按揉关元穴

取穴　在下腹部，前正中线上，脐下3寸。

方法　用食指指腹按揉关元穴3分钟。

功效　补元气，利下焦。可辅助调理卵巢囊肿引起的不适。

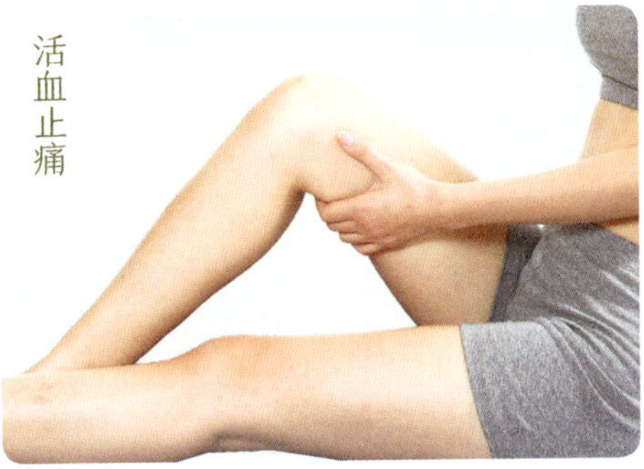

活血止痛

按揉血海穴

取穴　位于大腿内侧，髌底内侧端上2寸，股内侧肌隆起处。

方法　用拇指指腹按揉两侧血海穴各5分钟，以有酸胀感为宜。

功效　活血通经，理气止痛。可帮助缓解卵巢囊肿引起的疼痛和不适。

居家用药方

桂枝茯苓丸

功效　活血，化瘀，消癥。

适用病证　用于瘀血内阻所致卵巢囊肿、痛经、闭经等。

使用禁忌　忌食生冷、油腻、辛辣食物。

禁忌人群　孕妇及体弱、阴道出血量多者禁用；经期及经后3天禁用。

逍遥丸

功效　疏肝健脾，养血调经。

适用病证　用于肝气郁结、气滞血瘀所致卵巢囊肿、月经不调等。

使用禁忌　忌食生冷、油腻难消化的食物；忌生气恼怒。

禁忌人群　过敏体质者慎用。

子宫肌瘤 活血化瘀，缓消包块

中医认为，子宫肌瘤属“癥积”范畴，瘀血内停是其主要病机。患病之初多无明显症状，至中后期会出现月经量多、绝经后出血或接触性出血、白带异常、自摸有肿块、下半身疼痛等症状。调理以活血化瘀为主。

精选食疗方

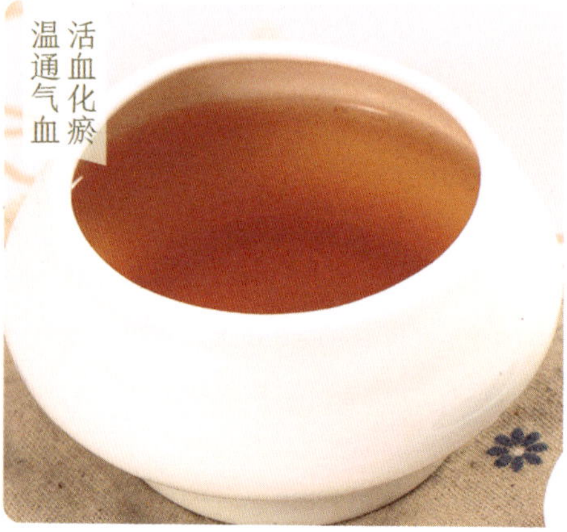

桂枝茯苓汤

材料 桂枝、桃仁、茯苓、牡丹皮各9克，莪术10克。

做法 将所有药材用水煎2次，将煎得的汤汁混合后服用。

用法 每天1剂，早晚分服。

功效 桂枝温通经脉，桃仁、牡丹皮可活血化瘀，茯苓利水渗湿，莪术可行气止痛，这款汤可帮助调理子宫肌瘤。

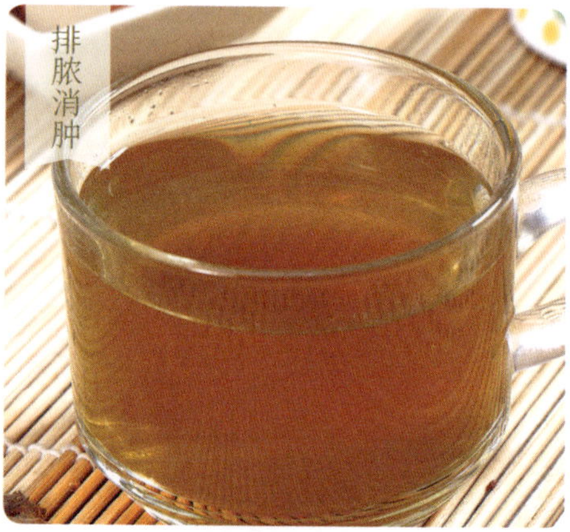

金荞麦仙鹤草饮

材料 金荞麦15克，仙鹤草20克，乌梅8克，旱莲草10克。

做法 上述药材先用凉水充分浸泡30分钟，再用水煎2次。

用法 早晚分服，每日1剂。

功效 金荞麦可清热解毒、排脓消肿，仙鹤草可收敛止血。二者和乌梅、旱莲草合用有排脓消肿、清热止血的功效，可调理子宫肌瘤引起的行经量多。

特效推拿方

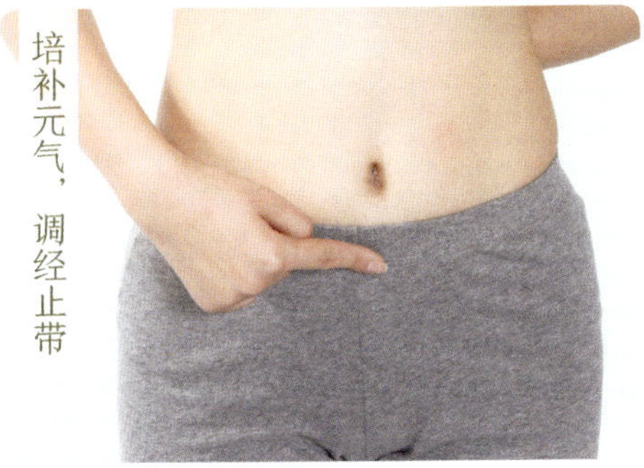

按揉气海穴

取穴 位于下腹部，脐中下1.5寸，前正中线上。

方法 用食指指腹按揉气海穴3~5分钟，力度适中。

功效 可调理因气血亏虚、肾元不固引起的月经紊乱、腰背部酸困、下腹坠胀等，缓解子宫肌瘤的压迫症状。

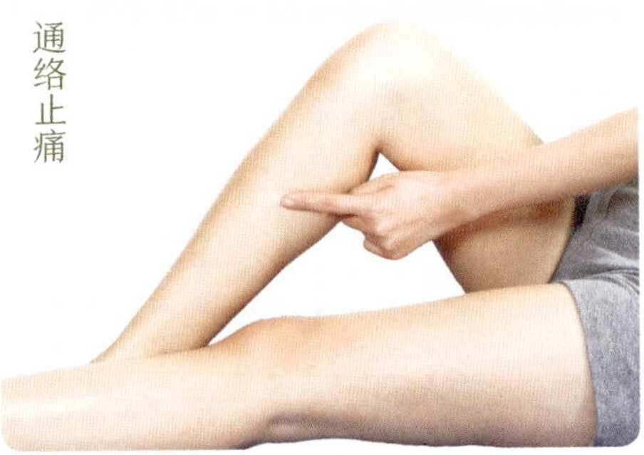

按揉地机穴

取穴 位于小腿内侧，阴陵泉下3寸，胫骨内侧缘后际。

方法 用食指垂直向下按揉地机穴1~3分钟，力度稍轻。

功效 调经止痛，调节气血运行。可缓解子宫肌瘤引起的月经不调、痛经等症状。

居家用药方

消结安胶囊

功效 活血化瘀，软坚散结。

适用病证 用于气滞血瘀所致乳癖、乳腺小叶增生、卵巢囊肿、子宫肌瘤。

使用禁忌 服药期间忌食生冷、辛辣、油腻食物；避免吸烟，饮酒、浓茶、咖啡等有刺激性的饮料。

禁忌人群 孕妇禁用。

红金消结片

功效 疏肝理气，软坚散结，活血化瘀，消肿止痛。

适用病证 用于气滞血瘀所致子宫肌瘤、卵巢囊肿等。

使用禁忌 忌食辛辣、生冷、油腻食物。

禁忌人群 过敏体质者慎用；孕妇禁用。

女性更年期综合征

滋阴补肾，养心补血

中医认为，更年期综合征由肾气渐衰、冲任亏虚引起，常发于女性45～55岁，主要表现为阴道分泌液减少、性功能减退、失眠、烦躁、潮热、心悸等。主要调理方法是补肾养血，调理阴阳。

精选食疗方

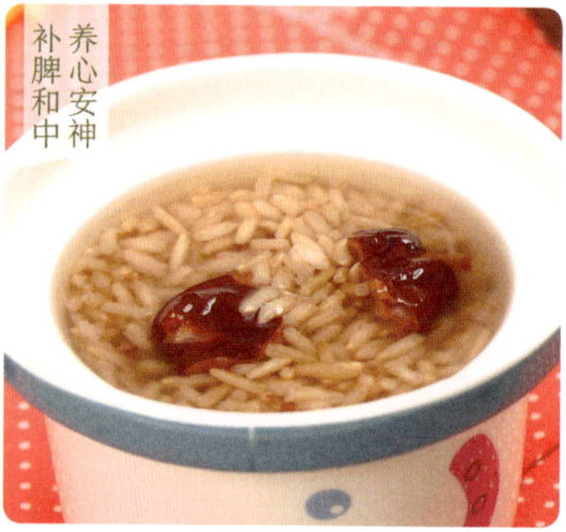

甘麦大枣汤

材料 小麦18克，炙甘草12克，大枣（即红枣）5克。

做法 先将上述材料加水用大火煮沸，再改用小火煎煮至小麦黏稠，取煎液后加水再煮1次，将两次煎液混匀饮用。

用法 早晚各服1次，连服15天。

功效 这款汤不但能缓解女性更年期症状，还能增强免疫力。

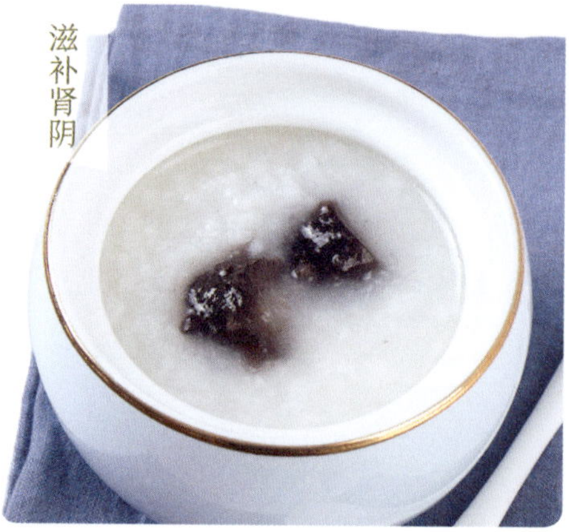

海参粥

材料 大米、海参各100克。

调料 高汤200克，姜片、葱末、盐各3克。

做法

❶ 大米洗净，浸泡30分钟；海参用水泡发，去内肠，洗净，切块。

❷ 锅内加适量高汤，加入海参块、大米、姜片、葱末，大火煮开后转小火，煮至粥熟，加盐调味即可。

功效 滋补肾阴，改善更年期症状。

特效推拿方

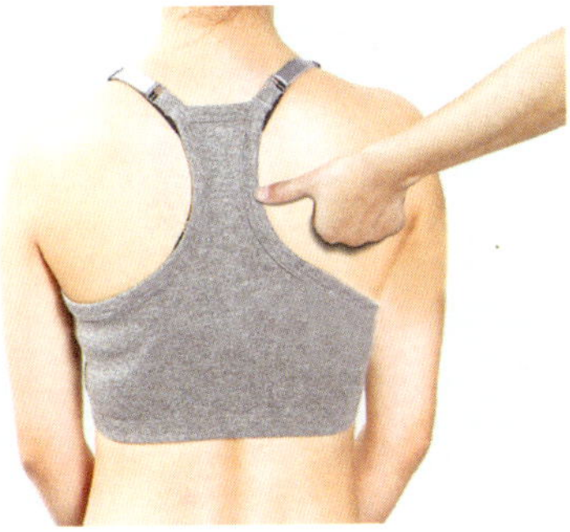

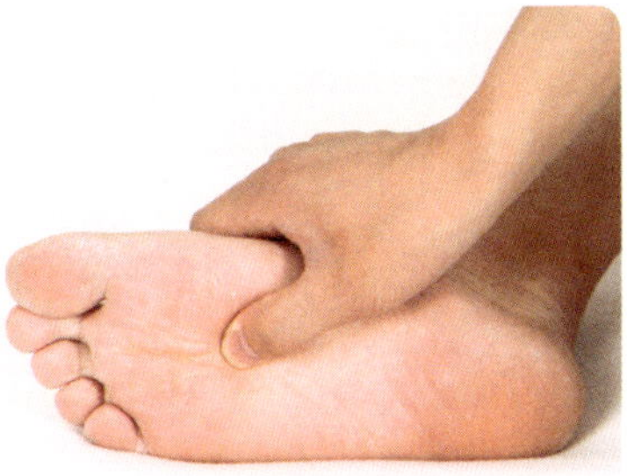

按揉心俞穴

取穴 位于背部，第5胸椎棘突下，后正中线旁开1.5寸处。左右各一。

方法 用拇指指腹按揉心俞穴1~2分钟。

功效 理气，通络，安心神。可改善更年期引起的心悸、失眠、多梦等。

按揉涌泉穴

取穴 在足底，屈足卷趾时足前部凹陷处。

方法 用拇指指腹按揉涌泉穴1~3分钟，至发热为止。

功效 清利头目，滋阴益肾。可缓解头晕、失眠、心悸等更年期症状。

居家用药方

更年安片

功效 滋阴清热，除烦安神。

适用病证 用于肾阴虚所致更年期综合征，症见眩晕、急躁易怒、失眠心悸等。

使用禁忌 忌食辛辣食物。

禁忌人群 孕妇禁用；脾肾阳虚证者、糖尿病患者慎用。

坤泰胶囊

功效 滋阴清热，安神除烦。

适用病证 用于绝经期前后证属阴虚火旺者，症见潮热面红、自汗盗汗、心烦不宁、失眠多梦等。

使用禁忌 忌食辛辣、油腻食物；不宜与感冒药同时服用。

禁忌人群 阳虚体质者禁用。

杨力教授答疑

问 更年期日常保健要注意哪些事项？

答 更年期是向老年期的过渡时期，这个阶段是预防老年期疾病的好时期。因此一定要做好日常保健，如规律饮食、规律作息、适当运动等，同时要管理更年期综合征问题。

专题

女性养气血自制豆浆

桂圆糯米红豆豆浆

气血双补

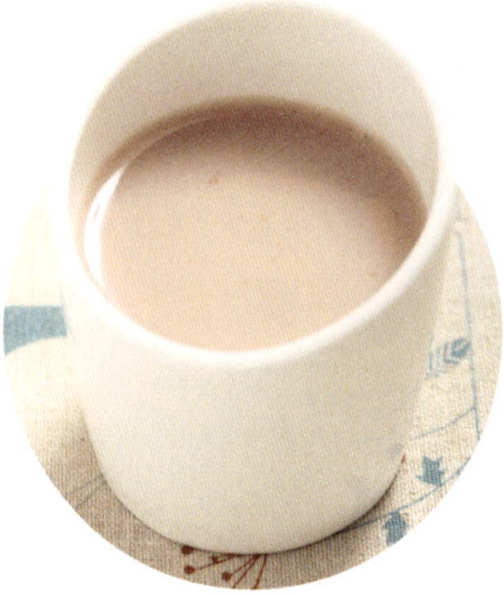

材料 红豆40克，糯米20克，桂圆肉、花生仁各15克。

做法

1. 红豆淘洗干净，用清水浸泡4~6小时；糯米洗净，浸泡2小时；花生仁挑净杂质，洗净。
2. 将上述食材和桂圆肉一同倒入豆浆机中，加水至上下水位线之间，按下“豆浆”键，煮至豆浆机提示豆浆做好，过滤至杯中即可。

功效 桂圆可补气血，红豆可健脾除湿，花生可补血养血，糯米可补中益气。

红枣燕麦黑豆豆浆

补血养颜

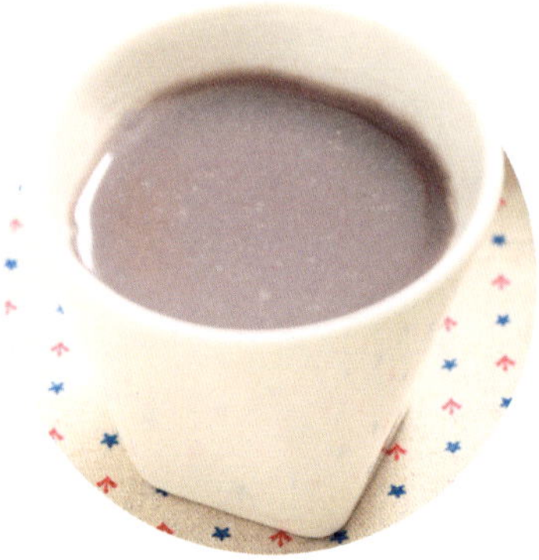

材料 黑豆50克，红枣30克，原味燕麦片20克。

做法

1. 黑豆用清水浸泡8~12小时，洗净；燕麦片淘洗干净；红枣洗净，去核，切碎。
2. 将上述食材一同倒入豆浆机中，加水至上下水位线之间，按下“豆浆”键，煮至豆浆机提示豆浆做好即可。

功效 红枣可以补血，燕麦可维护肠道健康，黑豆可养肾，三者搭配做成豆浆，可帮助女性补血养颜。

PART 7

男性问题有妙招

前列腺增生 补肾利尿

前列腺增生是男性的常见病、多发病，属于中医“癃闭”的范畴，常表现为排尿困难、小便量少、尿线分叉等症状，日常调理以补肾助阳、行气利尿为主。

精选食疗方

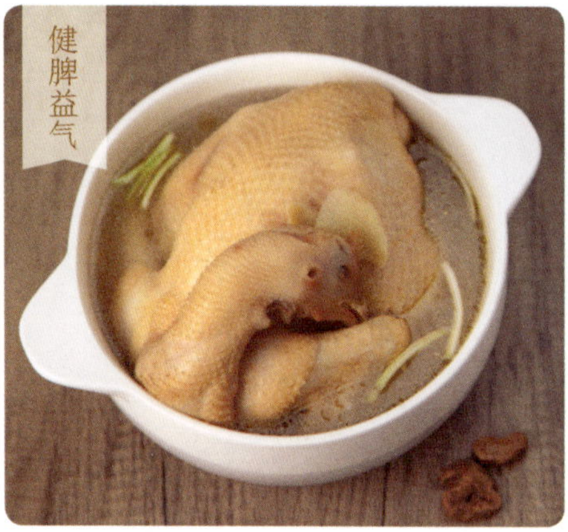

黄芪蒸鸡

材料 母鸡1只，黄芪30克。

调料 清汤500克，盐、料酒、葱段、姜片各适量，胡椒粉2克。

做法

1. 母鸡治净、焯水，黄芪洗净、切片。
2. 将黄芪纳入鸡腹中放入砂锅，加盐、料酒、葱段、姜片、清汤，用湿棉纸封口，上屉大火蒸1.5~2小时。
3. 出笼后去黄芪加胡椒粉调味，空腹食用即可。

功效 健脾益气，化浊利尿。

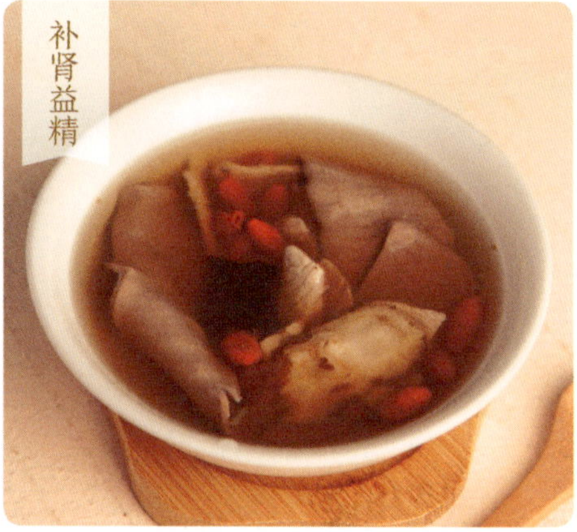

肉苁蓉当归煲猪腰

材料 肉苁蓉10克，枸杞子12克，当归5克，猪腰1个，猪瘦肉30克。

调料 料酒8克，淀粉、盐各3克。

做法

1. 猪腰治净，用淀粉、料酒、盐腌渍10分钟；猪瘦肉洗净，切块。
2. 肉苁蓉、枸杞子、当归洗净，与猪腰、猪瘦肉块一起放入砂锅中，加适量清水，炖煮至熟后，加盐调味即可。

功效 补肾益精，呵护前列腺。

特效推拿方

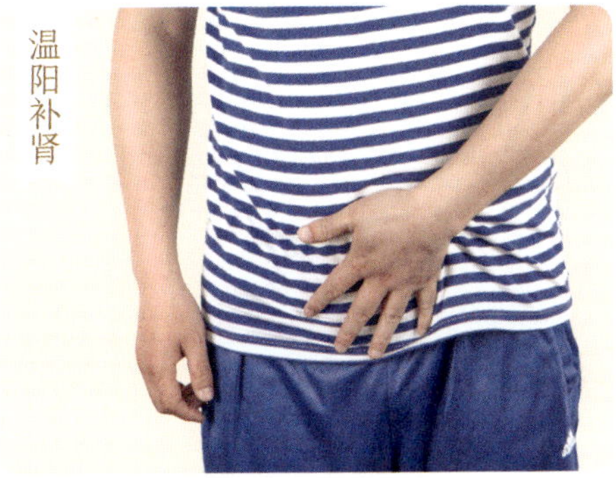

按揉关元穴

取穴　位于下腹部，脐下 3 寸，前正中线上。

方法　用掌心按揉关元穴1～3分钟。

功效　温肾固本，行气利尿。可缓解因肾阳虚导致的尿量减少、排尿不畅、小腹胀痛等症状。

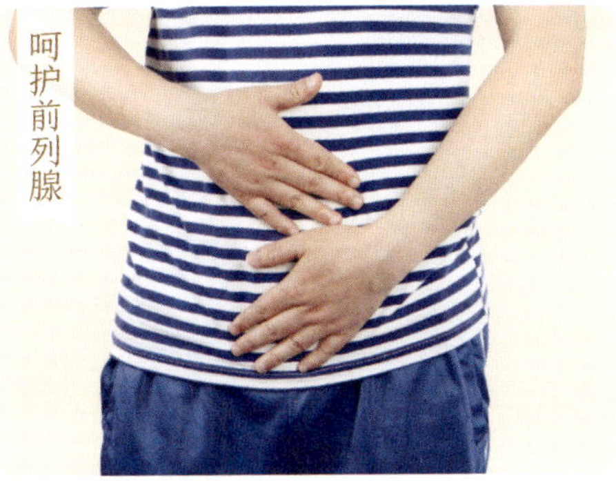

按揉中极穴

取穴　在下腹部，脐下 4 寸，前正中线上。

方法　用食指指腹按揉中极穴 1～3 分钟，感觉酸胀适中即可。

功效　补肾益气。可改善小便不利、腰腹疼痛、遗尿等。

居家用药方

泽桂癃爽胶囊

功效　行气散结，利水化瘀。

适用病证　用于膀胱瘀阻导致的排尿困难、小腹胀满、小便频急、排尿不尽、睾丸坠胀不适等。

使用禁忌　忌食辛辣、生冷、油腻食物。

禁忌人群　对本药过敏者禁用。

癃闭舒胶囊

功效　清热通淋，益肾活血。

适用病证　用于下焦湿热导致的小便不畅、尿流细小、尿道灼热、小便短急。

使用禁忌　忌食油腻、生冷、辛辣食物。

禁忌人群　孕妇、有出血倾向者禁用。

前列腺炎 清热利湿，行气活血

前列腺炎的常见症状有尿频、尿急、尿痛、尿不尽等，中医认为，这是湿热下注膀胱，使膀胱气化失司，或气血瘀滞所致，调理以清热祛湿、疏通气机为主。

精选食疗方

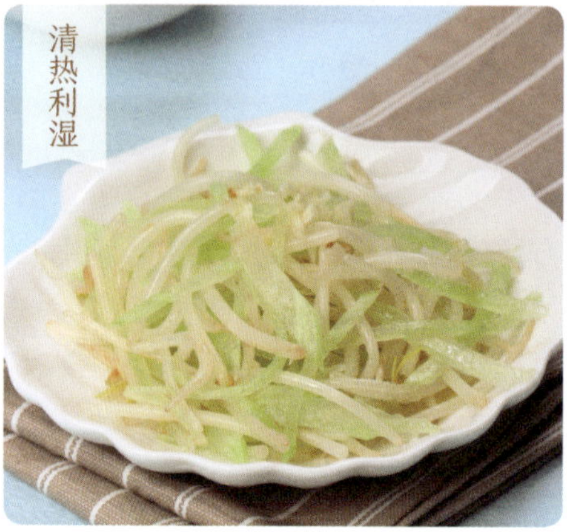

莴笋拌豆芽

材料 莴笋150克，绿豆芽200克。

调料 香油、醋、盐各适量。

做法

1. 将莴笋去皮、去叶，洗净，切丝，放沸水中焯透；绿豆芽掐头去根，放沸水中焯熟。
2. 将莴笋丝与绿豆芽放入碗中，加香油、醋、盐一起拌匀即可。

功效 这道菜具有清热利湿的功效，有助于调理因湿热下注导致的前列腺炎。

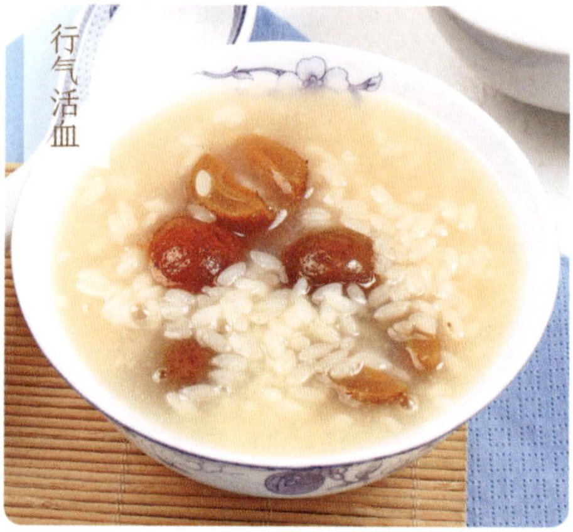

山楂糯米粥

材料 山楂30克，糯米100克，桂皮2克。

做法

1. 山楂洗净，去核，切两半；糯米洗净，浸泡30分钟；桂皮研成末。
2. 锅中倒入适量清水，加入糯米和桂皮末，大火煮开后，转至小火，放入山楂，熬至粥熟即可。

功效 山楂可活血化瘀，桂皮可助阳化气，搭配糯米煮粥，可以行气活血。

特效推拿方

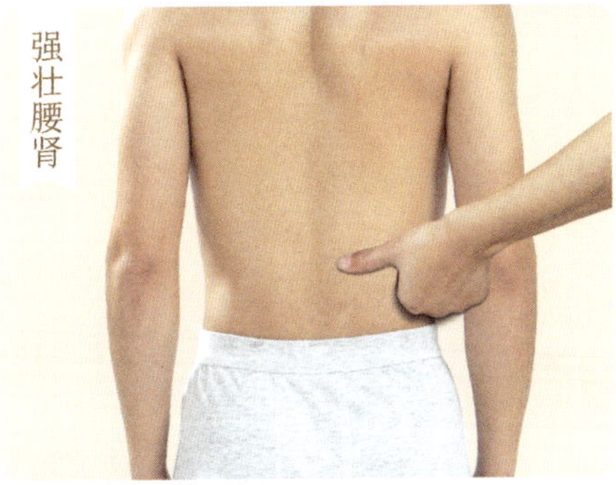

按揉肾俞穴

取穴 在腰部，第2腰椎棘突下，后正中线旁开1.5寸处。左右各一。

方法 用拇指指腹按揉肾俞穴3～5分钟，以出现酸胀感且腰部微微发热最好。

功效 补养肾气。可改善小便疼痛、尿道灼热、尿频尿急等。

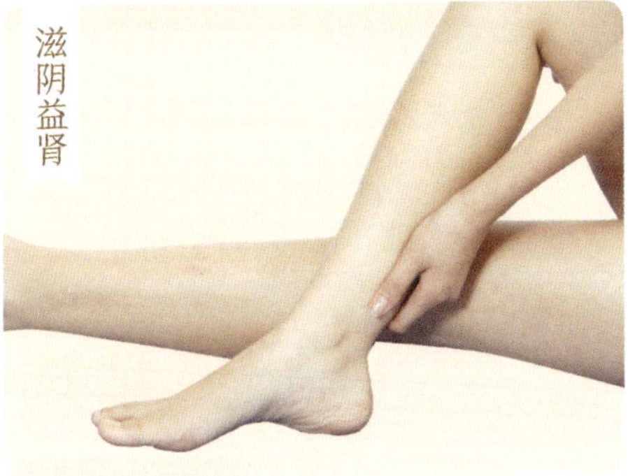

按揉太溪穴

取穴 位于足内侧，内踝尖后方与跟腱之间的凹陷处。

方法 用拇指指腹按揉太溪穴3分钟左右，力量柔和，以有酸胀感为度。

功效 滋阴益肾。可缓解尿频、尿急、尿痛等。

居家用药方

萆薢分清丸

功效 分清化浊，温肾利湿。

适用病证 用于肾不化气，清浊不分所致的白浊、尿频，可改善慢性前列腺炎。

使用禁忌 忌茶、醋及油腻、辛辣刺激性食物。

禁忌人群 对本药过敏者、阴虚火旺者禁用。

知柏地黄丸

功效 清热利湿，滋阴泻火。

适用病证 用于阴虚火旺所致小便短赤、尿道灼痛、潮热盗汗、口干咽痛。

使用禁忌 不宜和感冒类药同服。

禁忌人群 虚寒证者慎用。

杨力教授答疑

问 前列腺患者总是尿频尿急，需要少喝水吗？

答 不能因为尿频尿急而限制饮水量，多饮水可以稀释尿液，防止引起泌尿系统感染及形成膀胱结石，并有利于前列腺炎的病情恢复。

性功能减退 补脾肾，强身体

中医认为，肾藏精，肾精充足，性功能才正常，但补肾的同时还需要健脾，因为肾为先天之本，脾为后天之本，先天和后天是相互资生、相互促进的关系，健脾强肾是改善性功能减退的关键。

精选食疗方

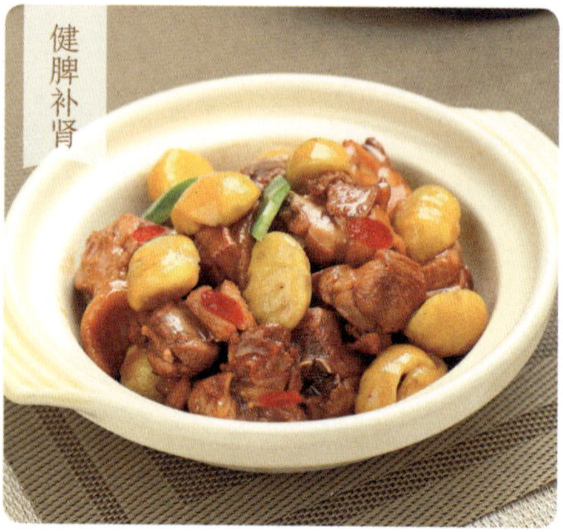

板栗烧鸡

材料 鸡肉500克，板栗肉100克，枸杞子10克。

调料 葱花、姜片各8克，胡椒粉、酱油、料酒、盐各适量。

做法

1. 鸡治净，斩块，焯烫后捞出。
2. 锅置火上，放油烧至七成热，加葱花、姜片和胡椒粉炒香，倒入鸡块和板栗肉翻炒均匀，加酱油、料酒、盐和适量清水大火煮沸，放入枸杞子，小火焖熟即可。

功效 健脾固肾，改善性功能。

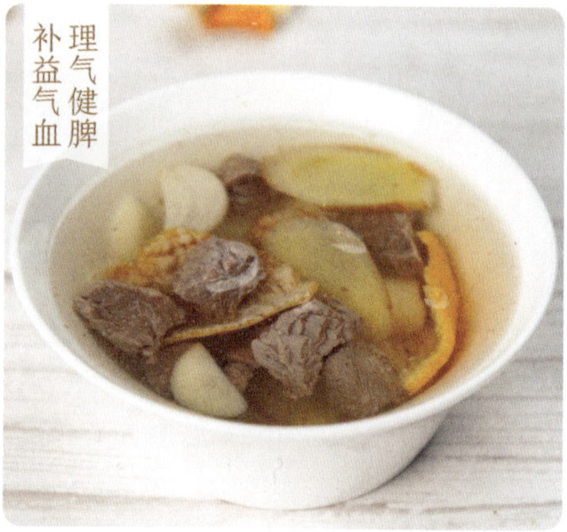

陈皮牛肉汤

材料 陈皮10克，牛肉150克。

调料 姜片、蒜片、葱段各5克，盐适量。

做法

1. 陈皮洗净；牛肉洗净，切块，用沸水焯去血水。
2. 锅中放入适量清水，放牛肉块、陈皮、姜片、蒜片、葱段，大火烧开后，转小火炖煮，至牛肉熟烂后，加盐调味即可。

功效 陈皮可以理气健脾，牛肉有补脾养血之效，二者合用可改善气血亏虚导致的性功能减退。

特效推拿方

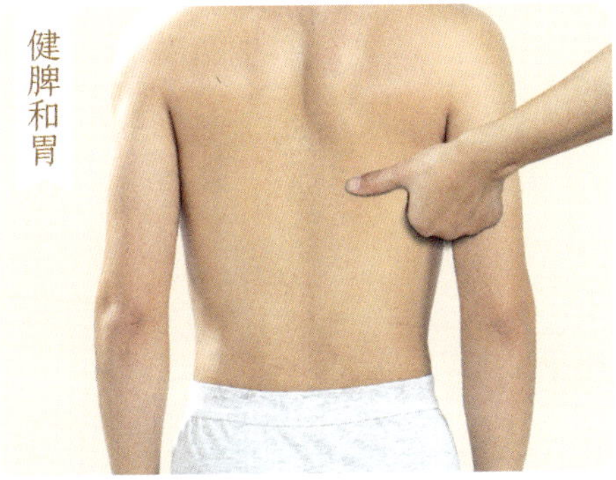

按压脾俞穴

取穴 在背部，第11胸椎棘突下，后正中线旁开1.5寸处。左右各一。

方法 用拇指指腹按压脾俞穴3~5分钟，以有酸胀感为度。

功效 健脾和胃，提升免疫力。可缓解脾虚引起的虚乏无力、神疲倦态、少气懒言等问题。

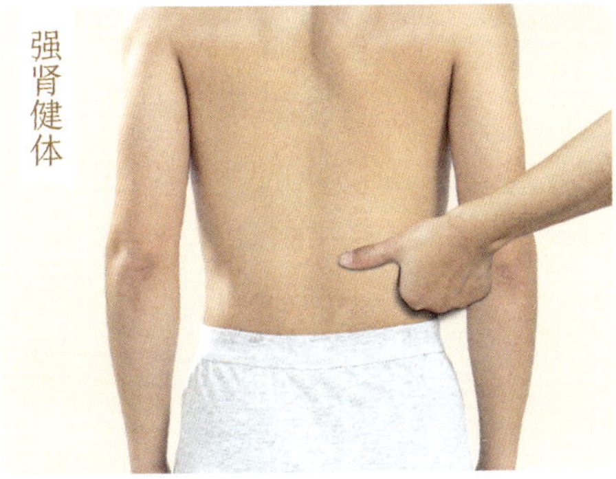

按揉肾俞穴

取穴 在腰部，第2腰椎棘突下，后正中线旁开1.5寸处。左右各一。

方法 用拇指指腹按揉肾俞穴3~5分钟，两侧同时或交替进行。

功效 补肾填精，强壮腰膝。主治肾虚腰痛、腰膝酸软、阳痿早泄、性欲低下等。

居家用药方

右归丸

功效 温补肾阳，养血填精。

适用病证 用于肾阳不足导致的疲倦乏力、畏寒肢冷、腰膝疼痛、遗精阳痿。

使用禁忌 忌食油腻、生冷食物。

禁忌人群 实热内盛者禁用。

左归丸

功效 滋肾补阴。

适用病证 用于肾阴不足导致的遗精滑泄、头晕眼花、潮热盗汗、失眠多梦。

使用禁忌 忌食油腻食物。

禁忌人群 肾阳虚者禁用；脾虚泄泻者慎用。

杨力教授答疑

问 如何改善性功能？

答 在生活中要保持良好的心态，远离烟酒，多运动，比如打羽毛球、游泳、跑步等，可以帮助提高身体素质，恢复身心平衡，改善性功能。

阳痿 补肾壮阳

阳痿是指有性欲要求时阴茎不能勃起或勃起不坚，或者虽有勃起但不能保持足够的性交时间，从而妨碍性交或不能完成性交。中医认为，这多是肾阳虚衰、精气亏损所致，可以通过温肾壮阳、固本益精的方法来调理。

精选食疗方

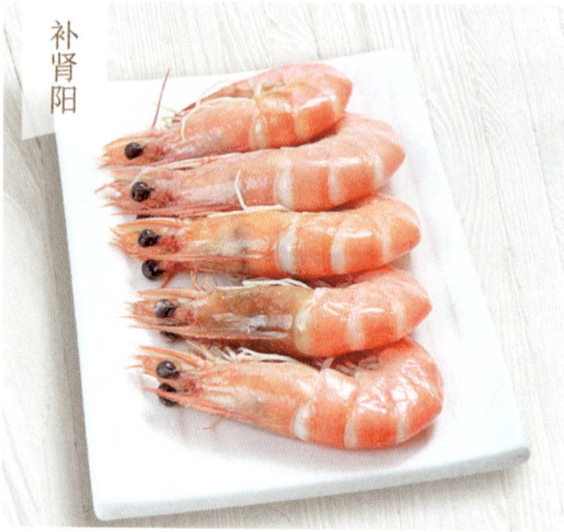

盐水虾

材料 虾300克。

调料 葱段10克，姜片、盐、花椒、料酒各适量。

做法

1. 将虾剪去须爪，洗净，沥干备用。
2. 锅中加适量水，大火烧开后，先加入葱段、姜片、盐、花椒煮至香气散发，放入虾，加入料酒，煮至沫起，去浮沫，捞起虾盛入盘中即可。

功效 有助于补肾温阳、养血固精。

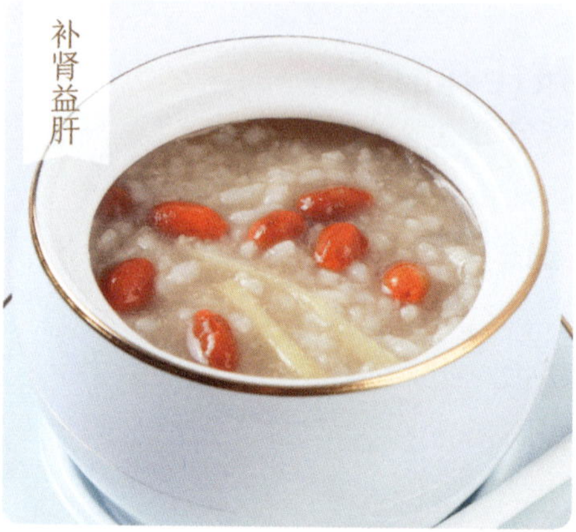

肉苁蓉麦冬粥

材料 肉苁蓉20克，麦冬10克，枸杞子15克，大米100克。

调料 姜丝3克，红糖5克。

做法

1. 将肉苁蓉、麦冬装入纱布袋，扎口后放入锅内加清水煎煮，然后去纱布袋留药汁；枸杞子洗净；大米淘洗净，浸泡30分钟。
2. 锅内加清水烧开，再加药汁、大米、枸杞子、姜丝，煮沸后转小火煮至米熟，再加入红糖调味即可。

功效 有助于补益肝肾、滋阴壮阳。

特效推拿方

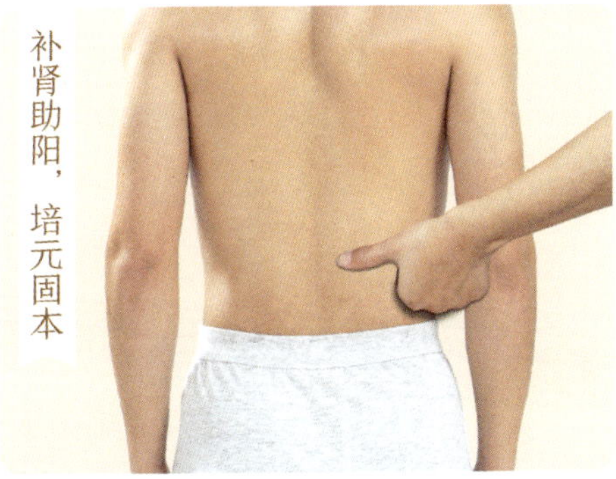

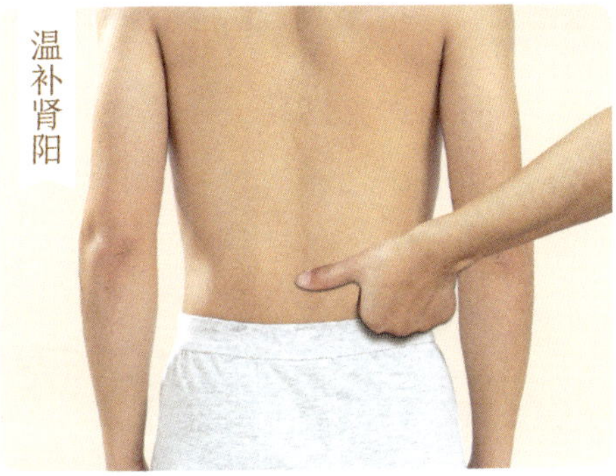

按揉肾俞穴

取穴 在腰部，第 2 腰椎棘突下，后正中线旁开 1.5 寸处。左右各一。

方法 用拇指指腹按揉肾俞穴 1~3 分钟，两侧同时或交替进行。

功效 补肾助阳。可改善遗精、阳痿、早泄等症状。

按揉命门穴

取穴 在腰部脊柱区，第 2 腰椎棘突下凹陷中，后正中线上。

方法 用拇指指腹按揉命门穴 3~5 分钟。

功效 补肾阳，固肾气，强腰膝。可缓解肾阳虚导致的勃起障碍。

居家用药方

桂附地黄丸

功效 温补肾阳，引火归元。

适用病证 用于肾阳不足所致阳事不举、腰肢冷痛、小便不利、水肿。

使用禁忌 感冒期间不宜服用；忌食生冷食物。

禁忌人群 阴虚火旺者慎用。

巴戟补肾丸

功效 补肾填精，益气养血。

适用病证 用于肾阳亏虚、气血不足所致的阳痿、眩晕。症见性欲减退、阴茎勃起不坚、遗精早泄、腰膝酸软等。

使用禁忌 忌生冷、油腻、辛辣食物。

禁忌人群 阴虚火旺之阳痿、眩晕者慎用。

杨力教授答疑

问 阳痿可以吃壮阳药吗？

答 很多壮阳药是直接催欲并作用于阴茎的药物，其原理是使阴茎充血，造成异常勃起，盲目服用、滥用会导致性生活过度而使精气大量损伤，出现更严重的性功能衰退。

早泄 补肾止泄

早泄是男性性功能障碍中常见的问题，主要表现为性交时射精过快，甚至未交即射，影响正常的性生活。中医认为，肾虚是早泄的主要原因，补肾益精可以有效改善早泄问题。

精选食疗方

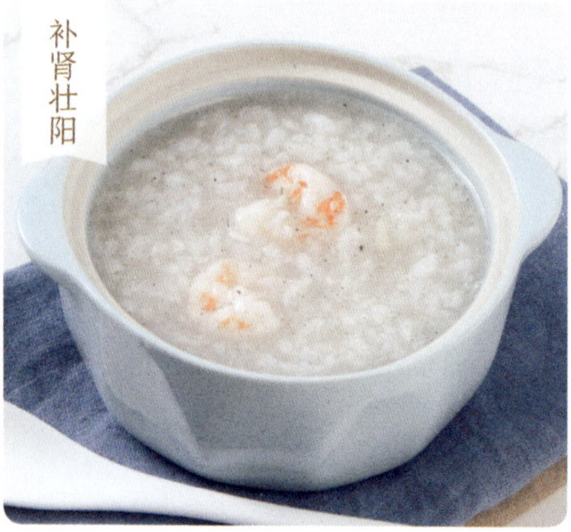

韭菜子虾仁粥

材料 韭菜子10克，虾仁50克，大米100克。

调料 鸡汤、盐各适量。

做法

1. 将韭菜子研为细末；大米淘洗干净；虾仁去掉虾线，洗净，焯水。
2. 锅置火上，倒入鸡汤和适量清水烧开，加大米和韭菜子末大火煮沸，转小火熬煮至黏稠，把虾仁放入粥中，煮3分钟，再加盐调味即可。

功效 强肝肾，固肾精。

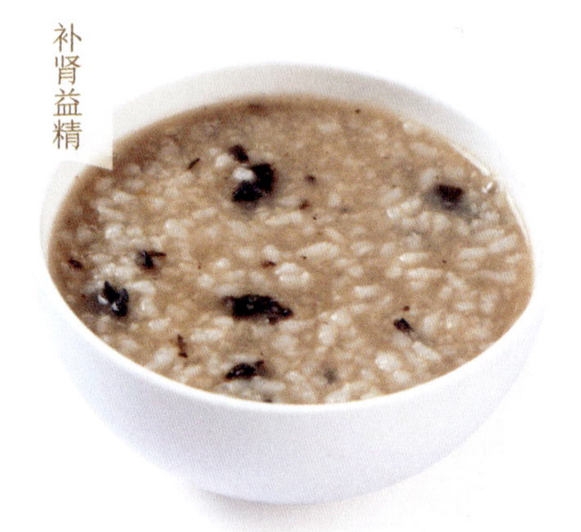

地黄粥

材料 熟地黄10克，大米100克。

调料 生姜少许。

做法

1. 大米洗净，浸泡30分钟；熟地黄碾碎；生姜捣汁备用。
2. 锅中倒入清水烧开，加入大米煮粥，煮至九成熟时，加入熟地黄及生姜汁，搅匀，空腹食之。

功效 熟地黄有滋阴补血、益肾填精的功效，此粥可以缓解肾精不固导致的早泄。

提示 本粥避免用铁锅、铜锅烹煮。

特效推拿方

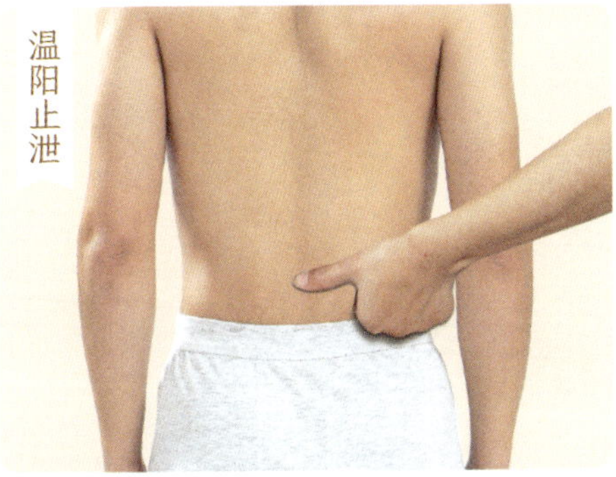

按揉命门穴

取穴 在腰部脊柱区，第2腰椎棘突下凹陷中，后正中线上。

方法 用拇指指腹按揉命门穴1~3分钟，以有酸胀、发热感为宜。

功效 温阳补肾，止泄固精。可改善肾阳虚导致的早泄、遗精、精神萎靡等。

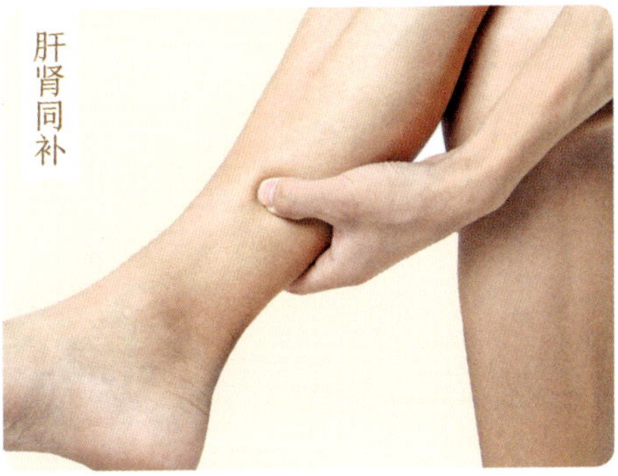

按揉三阴交穴

取穴 在小腿内侧，内踝尖上3寸，胫骨内侧缘后方。

方法 用拇指指腹按揉三阴交穴1~3分钟，以有酸胀麻感为宜。

功效 滋养肝血，补益肾精。有助于缓解早泄问题。

居家用药方

回春如意胶囊

功效 补血养血，补肾壮阳，益精生髓，强筋健骨。

适用病证 用于肾精亏虚所致的阳痿早泄、遗精滑精。

使用禁忌 忌食生冷、油腻食物。

禁忌人群 糖尿病患者及孕妇禁用。

参茸大补丸

功效 滋阴补肾，益气养血。

适用病证 用于气血两虚，肝肾不足所致阳痿早泄、遗精滑精。

使用禁忌 不宜喝茶、吃萝卜，忌食油腻食物。

禁忌人群 孕妇及糖尿病患者禁用。

杨力教授答疑

问 性生活过程中，男性多久射精算早泄？

答 从首次性交开始后，总是在插入阴道前或插入阴道后约1分钟内射精，且不能控制射精时间，这是原发性早泄；因为某些原因，突然或逐渐出现射精过快，通常小于3分钟，是继发性早泄。因此，从性交开始到结束，3分钟以内射精算早泄。

遗精 补肾固精，止遗

遗精是指在没有性生活时发生射精，一夜2~3次或每周2次以上，常伴随头晕耳鸣、腰膝酸软、精神疲惫、失眠多梦、肢寒怕冷等症状。遗精主要是肾虚不固导致的肾精外遗，可以通过补肾固精来调理。

精选食疗方

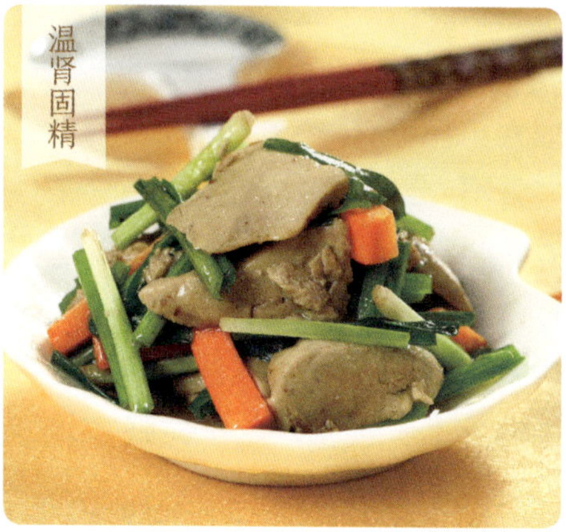

韭菜炒羊肝

材料 韭菜150克，羊肝120克，胡萝卜50克。

调料 姜丝、盐、料酒各适量。

做法

1. 韭菜、胡萝卜洗净，切成5厘米长的段备用；羊肝洗净，切成薄片。
2. 锅置火上，放油烧热，先下入姜丝爆香，再下入羊肝片、胡萝卜段和料酒炒匀，最后放韭菜段和盐，急炒至熟即可。

功效 助阳固精，补肾止遗。

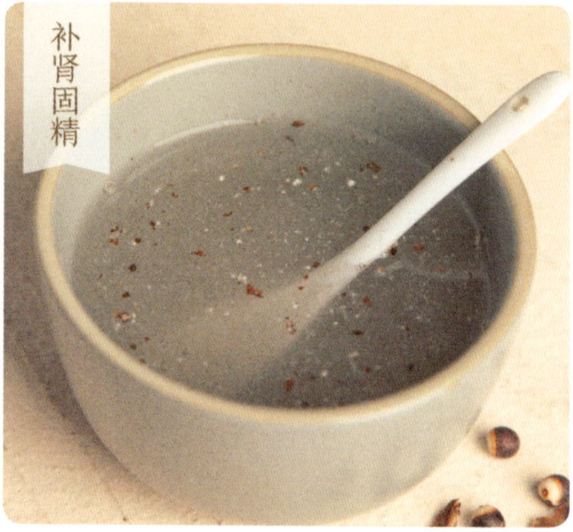

秘精汤

材料 分心木3克，芡实6克。

做法

1. 分心木、芡实洗净，控干。
2. 将这两味药研成粗末，水煎2次，混合后服用。

功效 可以调理肾虚不固引起的遗精。

提示 每日1剂，分早、中、晚3次温服。

特效推拿方

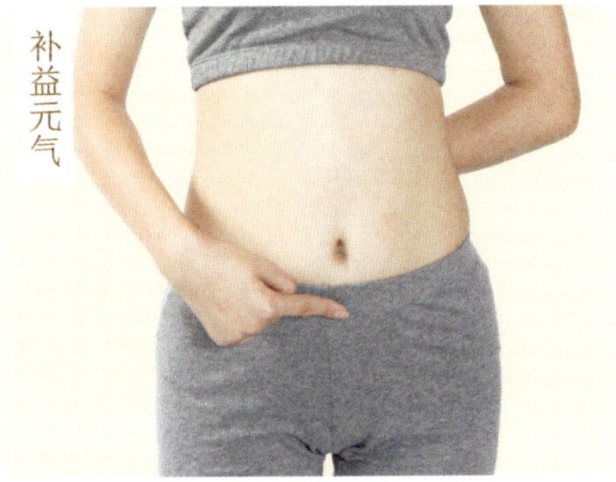

按揉气海穴

取穴 在下腹部，脐下 1.5 寸处，前正中线上。

方法 用食指指腹按揉气海穴 1~3 分钟，以有酸胀感为宜。

功效 补肾养气。可以改善因肾气虚导致的遗精。

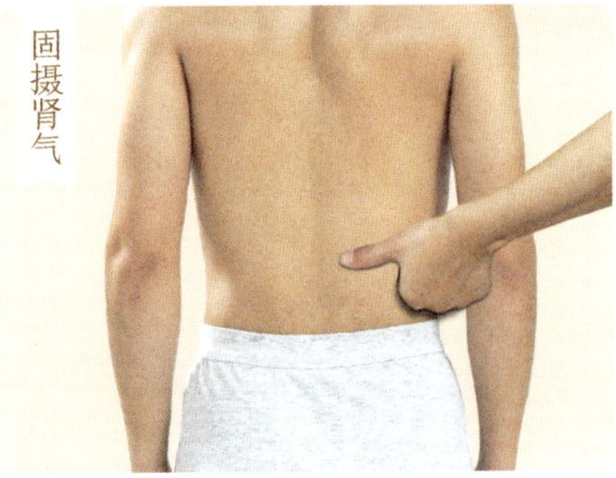

按揉肾俞穴

取穴 在腰部，第 2 腰椎棘突下，后正中线旁开 1.5 寸处。左右各一。

方法 用拇指指腹按揉肾俞穴 1~3 分钟，以有酸胀发热感为宜。

功效 补肾固精。可缓解遗精、早泄、倦怠乏力、头晕目眩、失眠多梦等症状。

居家用药方

金锁固精丸

功效 补肾固精。

适用病证 用于肾虚不固导致的遗精滑泄、盗汗虚烦、腰痛耳鸣、四肢酸软。

使用禁忌 感冒期间不宜服用。

禁忌人群 湿热下注所致遗精者禁用。

七宝美髯颗粒

功效 滋补肾精，养肝补血。

适用病证 用于肾精亏虚导致的遗精滑精、精神疲乏、须发早白、脱发、牙齿松动。

使用禁忌 忌食辛辣、生冷、油腻食物。

禁忌人群 感冒发热者慎用。

杨力教授答疑

问 什么情况下出现遗精是正常的？

答 以下两种遗精属于正常生理现象：一是平常工作繁忙，有 2~3 周没有性生活，储存在精囊中的精液无法排出，出现遗精；二是大量运动后也可能导致遗精。

不育症 益肾固精，补气血

男性不育会伴有性欲减退、阳痿早泄、精量稀少、疲乏无力等症状。中医认为，肾中精气决定着生殖发育，当出现肾精亏虚、气血不足时，就会影响生殖功能，所以调理不育症，要以补肾填精、益气养血为主。

精选食疗方

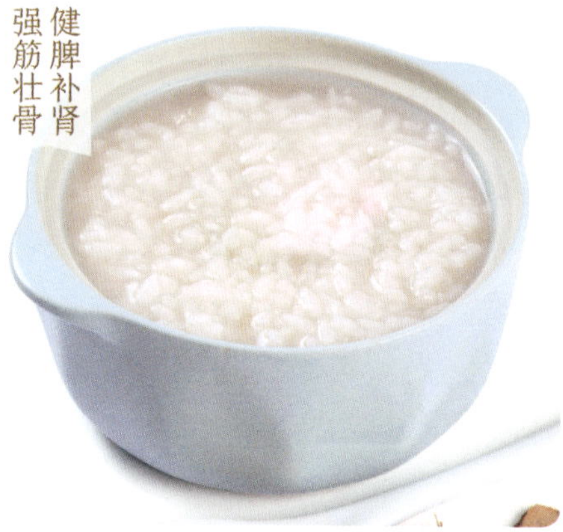

羊脊骨粥

材料 羊脊骨500克，大米100克。

调料 盐3克。

做法

1. 将羊脊骨砸碎，洗净，焯去血水；大米淘洗干净，浸泡30分钟。
2. 锅内放清水，将羊脊骨放入锅中煮沸，捞出羊脊骨，留汤；再将浸泡好的大米放入羊脊骨汤内煮粥，粥熟后加适量盐调味即可。

功效 补肾强腰，滋阴养血。

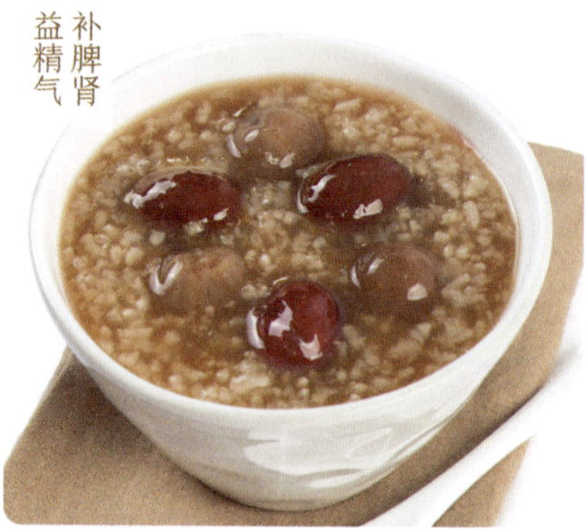

桂圆肉粥

材料 糯米100克，桂圆肉20克，红枣10克。

调料 红糖5克。

做法

1. 糯米洗净，用水浸泡1小时；桂圆肉洗净；红枣洗净，去核。
2. 锅内加适量清水烧开，加糯米、桂圆肉、红枣，大火煮开后转小火煮40分钟，待粥黏稠加入红糖搅匀即可。

功效 桂圆肉有补肾健脾、益精养血的功效，红枣可以补养气血。

特效推拿方

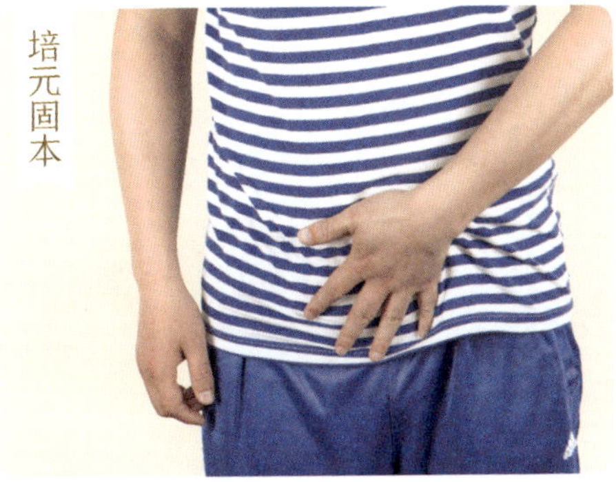

按揉关元穴

取穴 位于下腹部，脐下3寸，前正中线上。

方法 用手掌心按揉关元穴3~5分钟，动作要轻柔缓慢，按揉至有热感为宜。

功效 补肾固精。可改善性欲减退、阳痿不育、精液量少、腰肢酸软等。

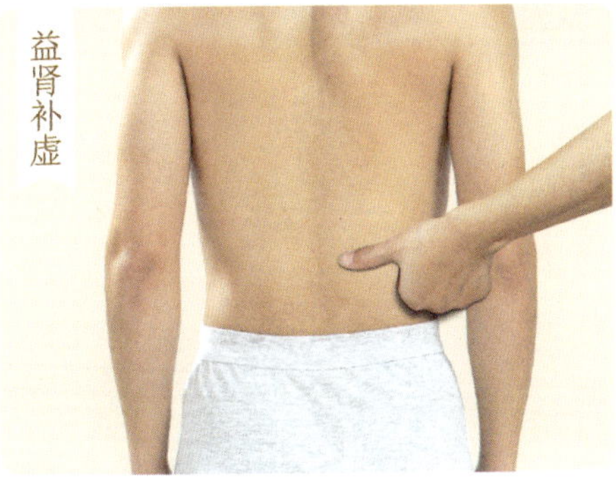

按揉肾俞穴

取穴 在腰部，第2腰椎棘突下，后正中线旁开1.5寸处。左右各一。

方法 用拇指指腹按揉肾俞穴3~5分钟，以出现酸胀感且腰部微微发热最好。

功效 补肾填精，益气养血。可以促进肾的气血运行，有助于提高肾功能，改善不育症。

居家用药方

五子衍宗丸

功效 补肾益精，滋养肝血。

适用病证 用于肾虚精少导致的阳痿不育、早泄遗精、精冷。

使用禁忌 忌食不易消化的食物；调理期间应节制房事。

禁忌人群 感冒发热者慎用。

十全大补丸

功效 温补气血。

适用病证 用于气血两虚导致的体虚不育、腰膝乏力、头晕自汗、精神倦怠。

使用禁忌 忌气恼劳碌；忌食生冷、油腻食物。

禁忌人群 实热内盛、阴虚阳亢、外感风寒和风热者慎用。

专题 男性养肾补虚茶饮

枸杞桂圆茶

补肾养心，消除疲劳

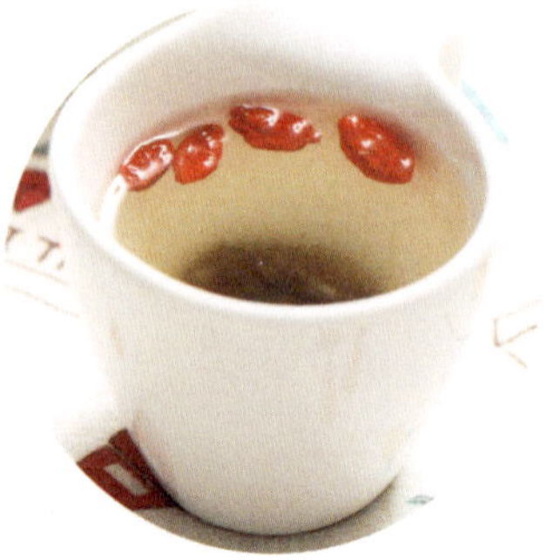

材料 枸杞子6克，桂圆肉10克。

方法 将所有材料一起放入杯中，倒入沸水，盖盖闷泡约10分钟即可。

桂圆红枣木瓜茶

滋阴补肾，强身健体

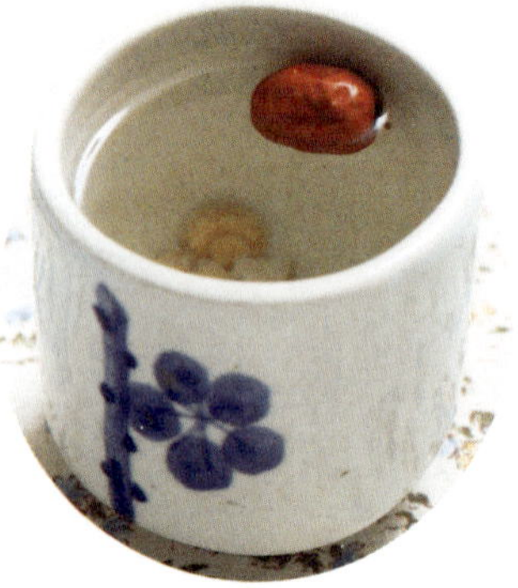

材料 桂圆肉8克，红枣5克，木瓜果肉20克。

方法 将木瓜果肉切片，红枣去核、切片，再把所有材料一起放入杯中，冲入沸水，盖盖闷泡约8分钟后饮用。

菊花人参茶

补肾气，解虚乏

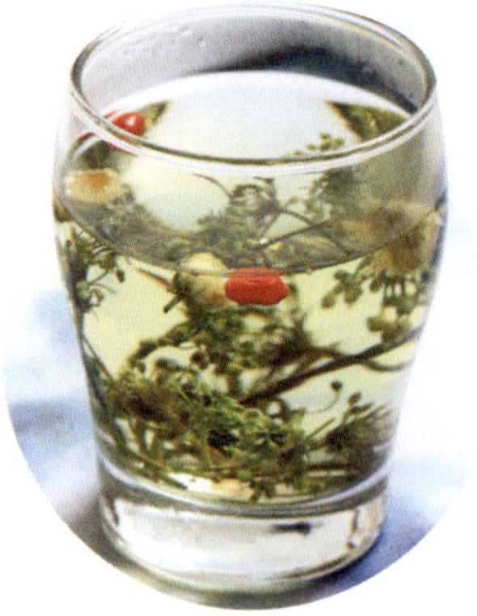

材料 人参花、杭白菊各5克，枸杞子3克。

方法 将所有材料一起放入杯中，倒入沸水，盖盖闷泡约5分钟即可。

枸杞杜仲茶

温肾助阳，强壮腰膝

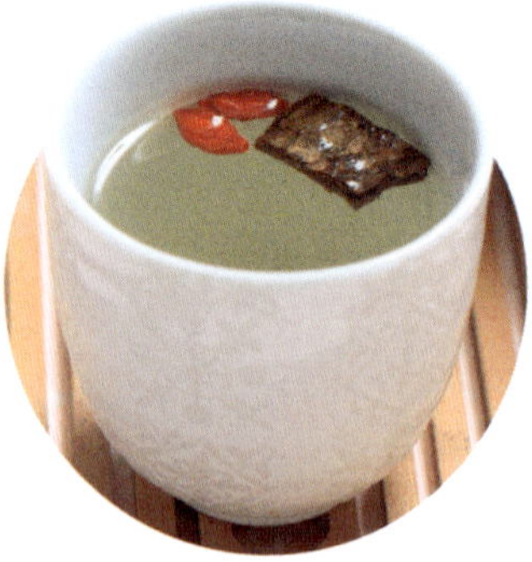

材料 枸杞子10克，杜仲8克。

方法 将洗净的枸杞子、杜仲一起放入杯中，倒入沸水，加盖闷泡约10分钟即可。

PART 8

孩子身体巧照料

小儿感冒 辨清风寒和风热

小儿若患风寒感冒，常见畏寒肢冷、无汗头痛、鼻流清涕、痰白清稀，调理宜疏风散寒；若患风热感冒，常见发热、咽喉肿痛、鼻流黄涕、痰黄黏稠，调理宜清热解表。调理感冒时要辨清是风寒还是风热，不能盲目用药。

精选食疗方

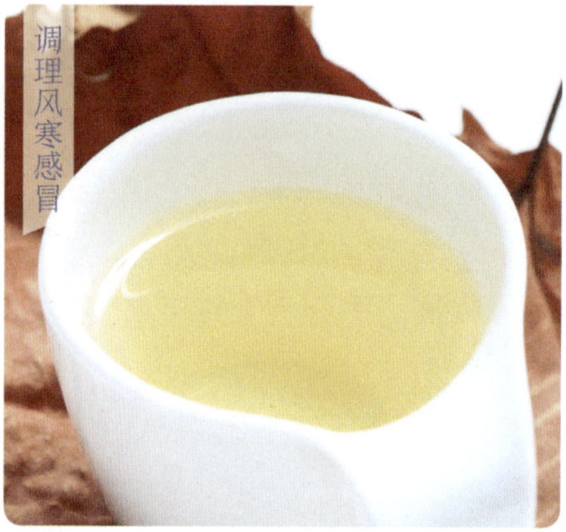

紫苏叶生姜水

材料 紫苏叶3克，生姜5克。

做法

1. 紫苏叶、生姜洗净。
2. 锅中放入紫苏叶、生姜，倒入2杯水，盖盖，大火煮沸，改小火煮3分钟，关火后闷7～8分钟，取汁即可。

功效 紫苏叶可解表散寒，生姜可温中和胃，二者搭配能疏风散寒。

提示 熬煮时间不要过长。

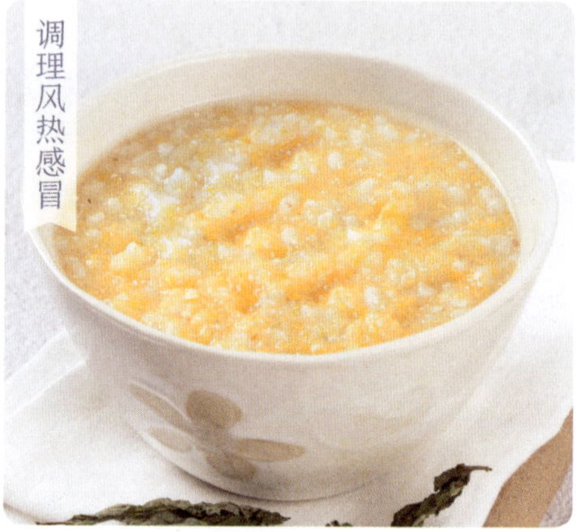

薄荷玉米冰糖粥

材料 玉米糁100克，大米50克，干薄荷叶10克。

调料 冰糖适量。

做法

1. 薄荷叶洗净，下锅煮15分钟，去渣留汁。
2. 大米洗净，浸泡30分钟；将玉米糁和大米一同下入薄荷水中，大火烧沸后改中小火煮30分钟。熟后放入冰糖，待冰糖化开即可。

功效 可改善风热袭肺引起的感冒。

特效推拿方

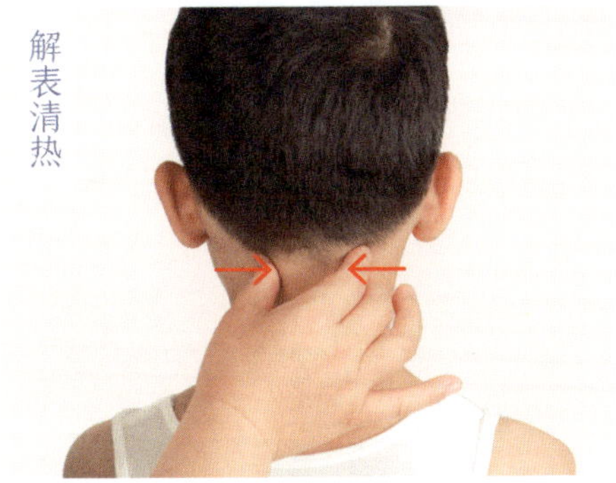

拿风池

取穴 在颈后，枕骨之下，胸锁乳突肌上端与斜方肌上端之间的凹陷处。

方法 用拇、食二指相对用力拿捏孩子风池穴3分钟。

功效 解表发汗，疏风清热。可以缓解发热头痛、咽喉不利、咳嗽等症状。

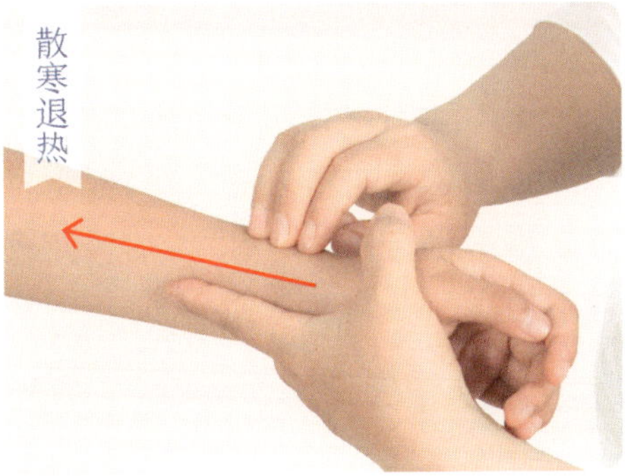

推三关

取穴 前臂桡侧，腕横纹至肘横纹成一直线。

方法 家长一手握住孩子的手，另一手用食指、中指、无名指三指指端从孩子手腕向上推至肘窝，推3~5分钟。

功效 祛除寒邪，发汗退热。

居家用药方

解肌宁嗽丸

功效 解表宣肺，止咳化痰。

适用病证 适用于外感风寒、痰浊阻肺所致小儿感冒、咳嗽。

使用禁忌 不宜在服药期间同时服用补益中药。

禁忌人群 痰热咳嗽者慎用。

小儿感冒颗粒

功效 疏风解表，清热解毒。

适用病证 适用于小儿风热感冒，症见发热、有汗或少汗、流脓涕、咽喉肿痛。

使用禁忌 忌食辛辣、生冷、油腻食物；不宜在服药期间同时服用滋补性中药。

禁忌人群 风寒感冒者慎用。

小儿咳嗽 止咳化痰

中医认为，咳嗽多是肺失宣降、气机不畅导致的。如果孩子除了咳嗽咳痰，还伴有手脚冰凉、身体怕冷的症状，要以散寒止咳为主；如果寒热症状不明显，伴有口干舌燥、发热恶寒等症状，调理时不仅需要温阳散寒，还需要滋阴润燥。

精选食疗方

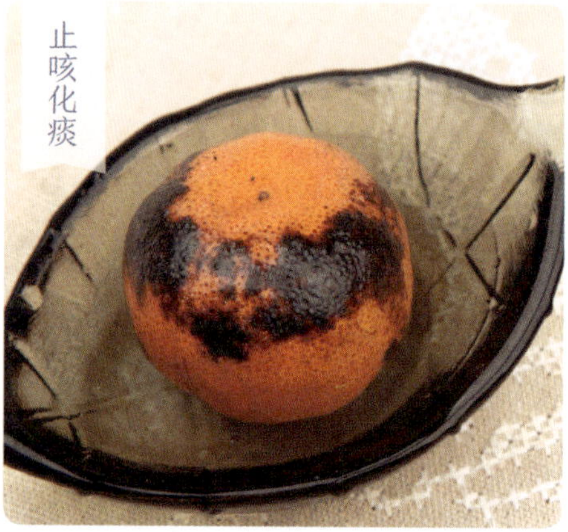

烤橘子

材料 橘子1个。

做法

1. 给橘子插两根筷子。
2. 开中小火，橘子和炉火保持10厘米的高度，开始烤橘子，烤的时候要不停地转动橘子，使每一面都受热均匀。烤至表面微焦，稍冷却，趁温热剥开橘皮吃肉。

功效 理气止咳，燥湿化痰，健脾开胃。

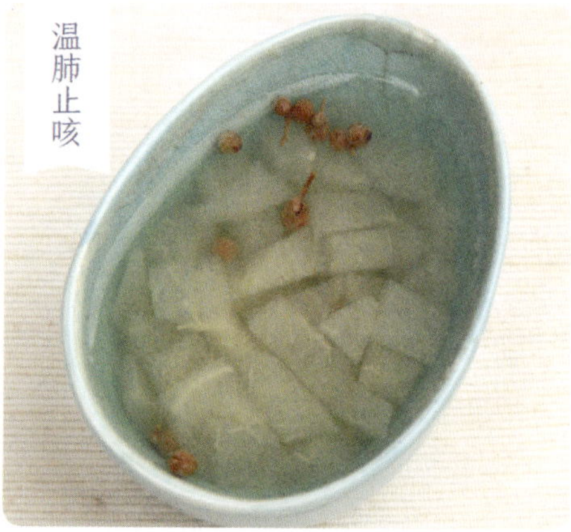

花椒炖梨

材料 雪梨1个，花椒15粒。

调料 冰糖5克。

做法

1. 雪梨洗净，去皮除核，切小块。
2. 锅中放入雪梨块、花椒、冰糖，加适量水同煮，开锅后煮10分钟即可。

功效 花椒有升阳驱寒的功效；雪梨可滋阴生津、镇咳化痰。

提示 如果痰多不易咳出，可以将花椒换作陈皮3克。

特效推拿方

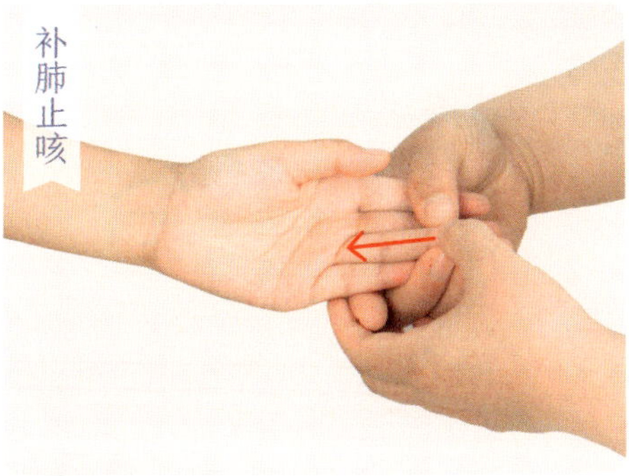

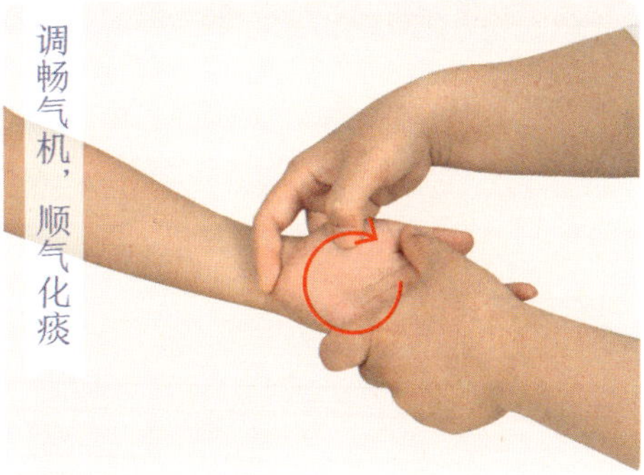

补肺经

取穴 无名指掌面从指尖到指根成一直线。

方法 用拇指指腹从孩子无名指尖向指根方向直推肺经 300 次。

功效 补益肺气，化痰止咳。用于调理感冒、咳嗽、气喘等。

顺运内八卦

取穴 在手掌面，以掌心为圆心，从圆心到中指指根横纹的 2/3 为半径顺时针画圆。

方法 沿出虎口方向（顺时针方向）运内八卦 50 次。

功效 宽胸理气，镇咳化痰。用于调理咳嗽咳喘、气逆呕吐等。

居家用药方

宝咳宁颗粒

功效 清热解表，止嗽化痰。

适用病证 用于小儿外感风寒，内热停食所致感冒，症见发热头痛、咳嗽痰盛。

使用禁忌 不宜过量久服。

禁忌人群 过敏体质者慎用。

小儿清热止咳口服液

功效 清热止咳，宣肺平喘。

适用病证 用于外感风热所致咳嗽痰黄、发热头痛、咽喉肿痛、气短气喘。

使用禁忌 忌食生冷、辛辣、油腻食物。

禁忌人群 体寒、高血压、心脏病患儿慎用。

杨力教授答疑

问 孩子咳嗽能用抗生素吗？

答 导致咳嗽的原因有很多，病菌感染能引起咳嗽，过敏、风寒、风热等也能引起咳嗽。若不分病因，滥用或误用抗生素，可能会导致更严重的后果。

小儿积食 强健脾胃，消食导滞

孩子脾胃虚弱，气血运化无力，食物不能消化而积滞在体内，会出现恶心呕吐、腹胀、嗳气吞酸、消化不良、大便不下等症状，这就是小儿积食。要想改善孩子的积食问题，先要强化其脾胃功能，再通气消食、化积导滞。

精选食疗方

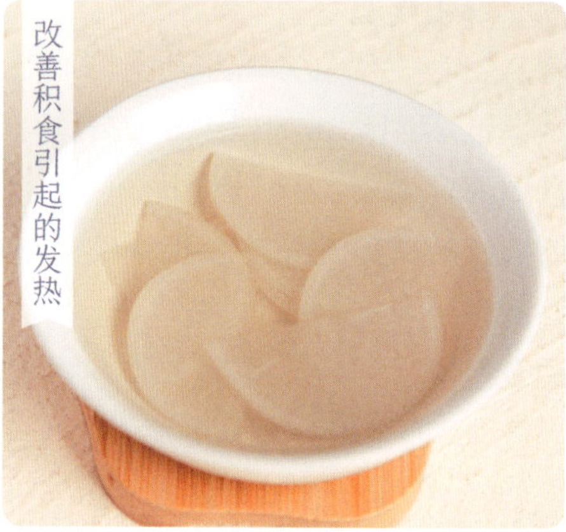

白萝卜蜂蜜水

材料 白萝卜100克，蜂蜜10克。

调料 姜片5克。

做法

❶ 白萝卜洗净，去皮，切片。

❷ 锅中放入白萝卜片、姜片，加适量水，大火煮沸，转小火煮约30分钟，加蜂蜜调味，趁热饮用。

功效 白萝卜可以通气消滞、清热泻火，蜂蜜可以润肠通便。

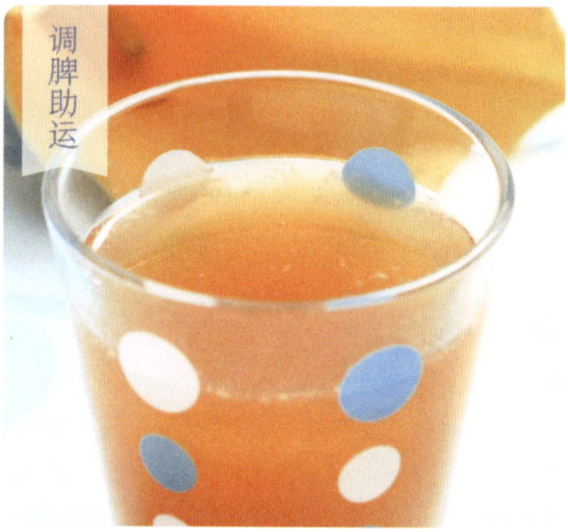

苹果汁

材料 苹果150克。

做法

❶ 苹果洗净，去皮除核，切丁。

❷ 将苹果丁放入榨汁机中，加适量饮用水搅打均匀即可。

功效 苹果汁能健脾和胃、行气消食，缓解积食导致的腹胀、腹痛。

特效推拿方

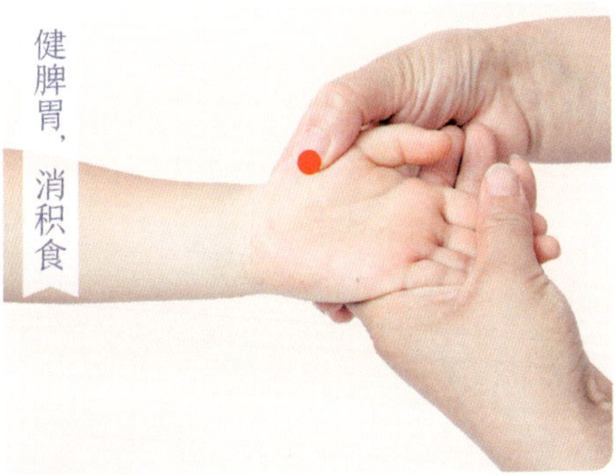

揉板门

取穴 手掌大鱼际中央整个平面。

方法 用拇指指端揉板门100次。

功效 健脾和胃，帮助消化。可用于缓解腹胀腹痛、恶心呕吐、食欲不佳、大便不下等症状。

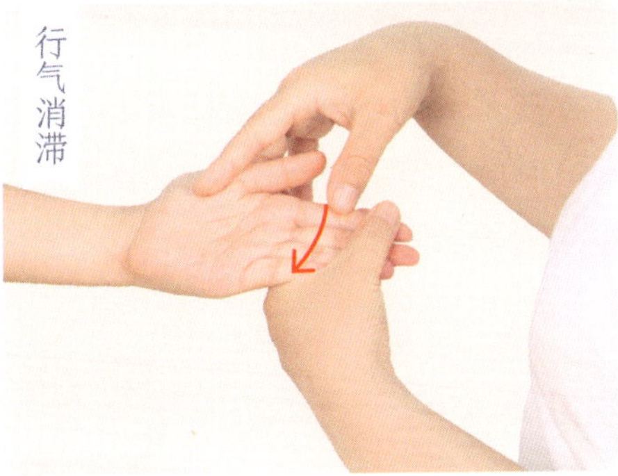

推四横纹

取穴 食指、中指、无名指、小指的掌指第1指间关节横纹处。

方法 将孩子左手四指并拢，以拇指指端桡侧面着力，从食指横纹向小指横纹推动，操作100次。

功效 消食导滞。有助于改善消化不良、腹部胀满、便秘等症状。

居家用药方

小儿消食片

功效 健脾和胃，消食化积。

适用病证 用于脾胃不和、食滞肠胃所致消化不良、食欲缺乏、便秘、腹胀。

使用禁忌 忌食生冷、辛辣、油腻食物。

禁忌人群 大便溏薄、次数多者禁用。

保和丸

功效 消食导滞和胃。

适用病证 用于脘腹胀满、食积停滞、嗳气吞酸、恶心呕吐、烦躁哭闹。

使用禁忌 忌食生冷、辛辣、油腻食物。

禁忌人群 脾虚泄泻者慎用。

小儿便秘 清肺胃之火，通便

提到便秘，很多家长都知道与脾胃热盛有关，但中医认为“肺与大肠相表里”，肺功能失常也会影响大肠的传导功能，导致大便秘结、口干口臭等。所以，调理便秘应当肺胃同调。

精选食疗方

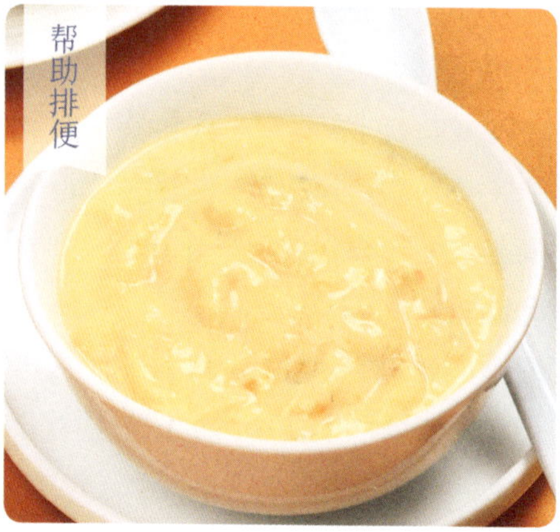

红薯酸奶

材料 红薯150克，酸奶100克。

做法

❶ 红薯洗净，去皮，切小块。

❷ 将红薯块蒸熟，取出，压碎；把红薯碎与酸奶混合拌匀即可。

功效 红薯可促进肠道蠕动，帮助排便；酸奶含有丰富的乳酸菌，有助于改善肠道菌群。红薯酸奶能帮助消化，促进排便。

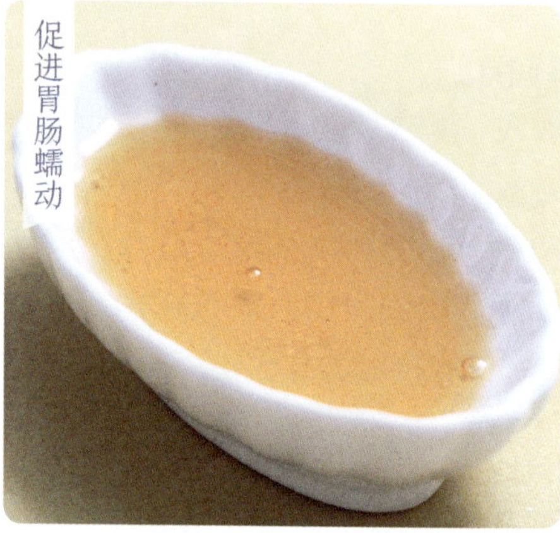

蜂蜜香油

材料 蜂蜜10克，香油2克。

做法

❶ 蜂蜜倒入杯中，不停地搅拌使其起泡。

❷ 当泡浓密时，一边搅动一边将香油缓缓注入蜂蜜内，再用低于60℃的温开水冲泡即可。

功效 蜂蜜可滋阴润肺、益气和中、通便排毒，香油润肠通便效果好。

提示 1岁以下的孩子不能食用蜂蜜，且蜂蜜香油不可与韭菜同食。

特效推拿方

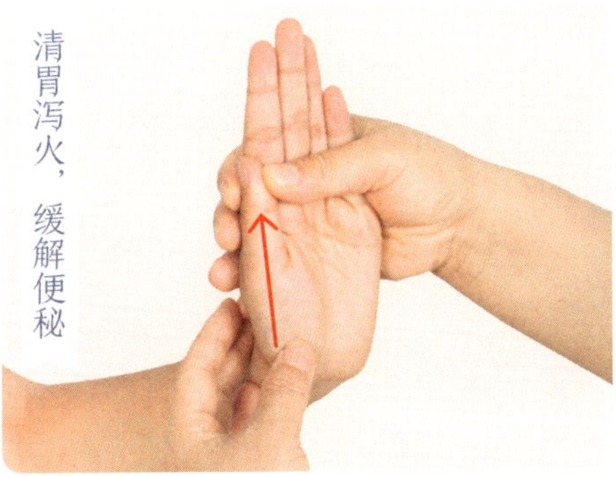

清胃经

取穴 拇指第1掌骨桡侧缘。

方法 用拇指指腹从孩子大鱼际外侧缘掌根处直推向拇指根100次。

功效 清泻胃火。能缓解因胃火过盛引起的便秘、厌食、口臭、牙痛等症状。

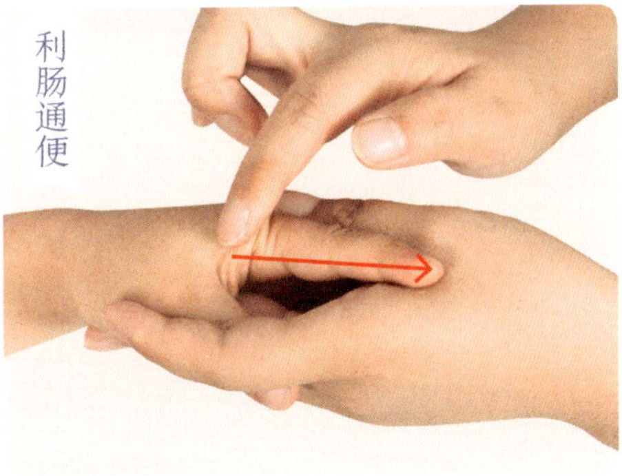

清大肠经

取穴 食指桡侧缘，从食指尖到虎口成一直线。

方法 用食指指腹从孩子虎口直推向食指尖100~300次。

功效 清利肠道，通利大便。可改善大便秘结、小便短赤、排便困难、食欲减退等问题。

居家用药方

小儿化食丸

功效 消食化滞，泻火通便。

适用病证 用于食滞化热导致的腹胀、便秘、厌食等。

使用禁忌 忌食辛辣、生冷、油腻食物。

禁忌人群 脾虚夹积者慎服。

麻仁丸

功效 润肠泻热，行气通便。

适用病证 用于胃肠燥热、津液不足所致大便干结、腹胀不舒、小便黄赤、身心烦热、口干咽燥。

使用禁忌 忌食辛辣刺激性食物。

禁忌人群 虚寒型便秘者慎用。

杨力教授答疑

问 孩子经常便秘，家长可以用开塞露给孩子通便吗?

答 如果经常用开塞露促进孩子排便，久之会使肠道收缩乏力、功能失常，更易导致孩子便秘。

小儿腹泻 祛寒除湿，泻立停

中医认为，孩子出现大便稀溏、小便减少、腹痛肠鸣、腹寒喜温、身体虚弱的症状，是由于寒邪内盛、脾虚湿困导致，可以通过温中健脾、祛寒除湿的方法来调理。

精选食疗方

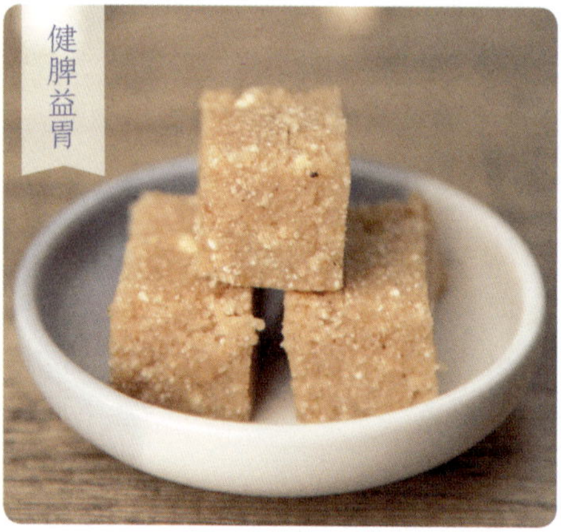

莲肉糕

材料 莲子肉、大米各100克，茯苓10克。

调料 白糖适量。

做法

1. 莲子肉、茯苓、大米洗净。
2. 将莲子肉、大米用干锅微炒，然后与茯苓共同研为末，再加入白糖、清水搅拌均匀，制成莲子肉米糊。
3. 取蒸碗，倒入莲子肉米糊，大火蒸熟，取出凉凉，切块即可。

功效 健脾益胃，缓解腹泻。

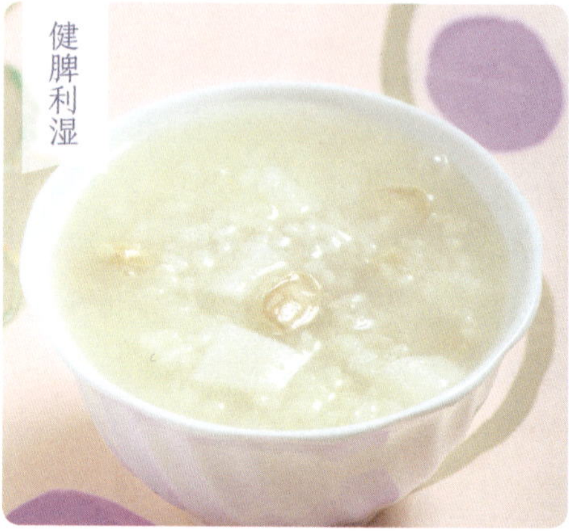

山药扁豆粥

材料 山药100克，白扁豆20克，大米30克。

调料 盐适量。

做法

1. 山药洗净，去皮，切块；白扁豆洗干净；大米洗净，用水浸泡30分钟。
2. 所有材料放入锅中，加水煮成粥，粥熟后用盐调味即可。

功效 山药能益气养脾、补中止泻，白扁豆能养胃和中、健脾化湿，此粥能缓解小儿脾虚湿盛导致的腹泻。

特效推拿方

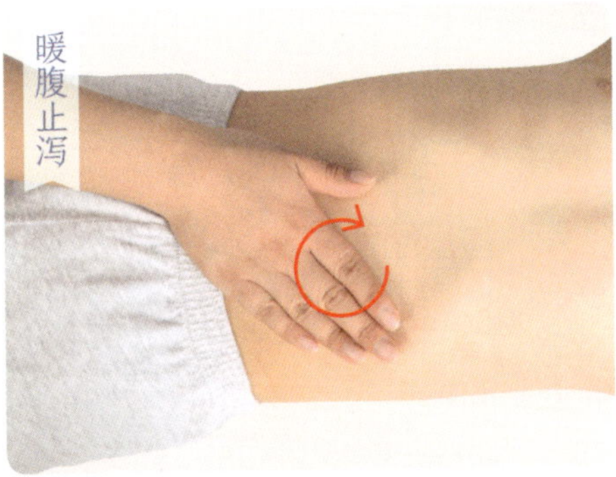

摩腹

取穴 整个腹部。

方法 家长用除拇指外的其余四指逆时针、顺时针交替按摩孩子腹部5分钟，以有温热感为宜。

功效 健脾养胃，暖腹止泻。可以减轻腹泻、腹部冷痛、四肢不温等症状。

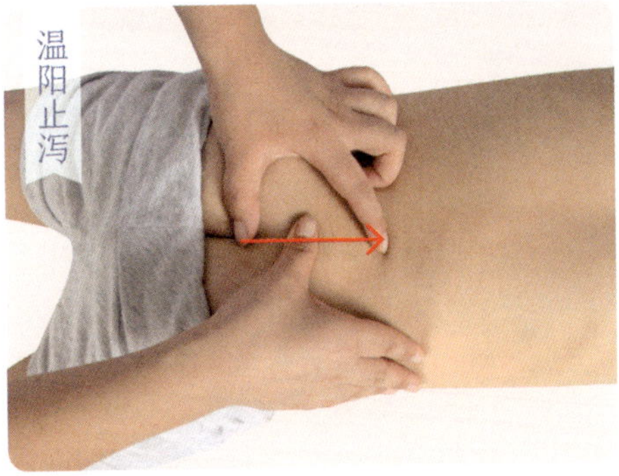

推上七节骨

取穴 第4腰椎至尾椎骨端成一直线。

方法 用拇指桡侧缘自下而上直推七节骨50~100次。

功效 温阳止泻。可缓解虚寒导致的大便稀溏、肠鸣腹痛、食欲不振、精神不济、身体乏力。

居家用药方

小儿四症丸

功效 健脾消食，利湿止泻。

适用病证 用于脾胃虚弱，湿邪困脾导致的便稀多沫、臭气轻微，腹痛肠鸣，或伴发热、鼻塞。

使用禁忌 忌食生冷、油腻食物。

禁忌人群 糖尿病患儿禁用。

小儿腹泻宁糖浆

功效 补气健脾，化湿止泻。

适用病证 用于脾虚湿盛引起的腹泻、呕吐、口渴、倦怠乏力。

使用禁忌 忌食不易消化的食物。

禁忌人群 实热证者慎用。

杨力教授答疑

问 孩子发生什么样的腹泻需要到医院治疗？

答 当孩子有持续时间超过半小时的严重腹部疼痛，且在腹泻后仍未减轻；腹泻伴有发热、频繁呕吐、不能进食；3天内病情不见好转，仍频繁排稀水样便，有脱水前兆时。出现以上情形需要立刻到医院治疗。

小儿遗尿 补肾阳，固小便

中医认为，小儿遗尿的原因多为肾阳虚弱，不能温养膀胱，膀胱的闭藏功能失职，从而导致遗尿，同时伴有手脚冰凉、精神不好、体质差等症状。调理小儿遗尿，要以补肾温阳、缩尿止遗为主。

精选食疗方

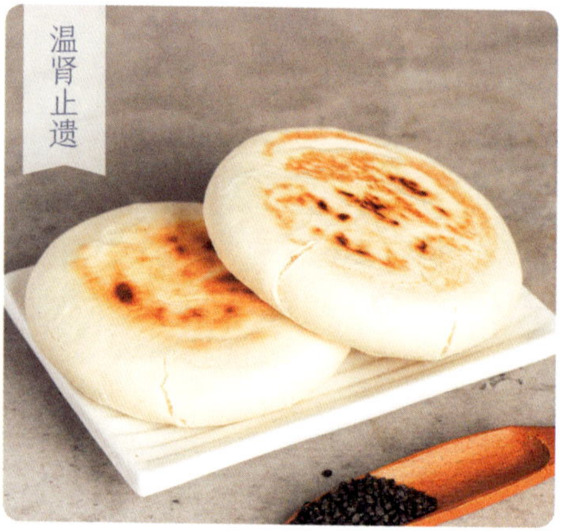

韭菜子饼

材料 韭菜子 10 克，面粉 100 克。

做法

1. 韭菜子用干锅炒香后研成细粉，和入面粉，加适量水揉成面团，分成小剂子，压成面饼。
2. 电饼铛加热刷油，放入面饼，烙熟即可。

功效 韭菜子可以温补肾阳、固气止遗，对于肾阳虚衰、肾气不固引起的遗尿有一定的调理作用。

提示 当点心给孩子食用，每天吃 1 个即可。

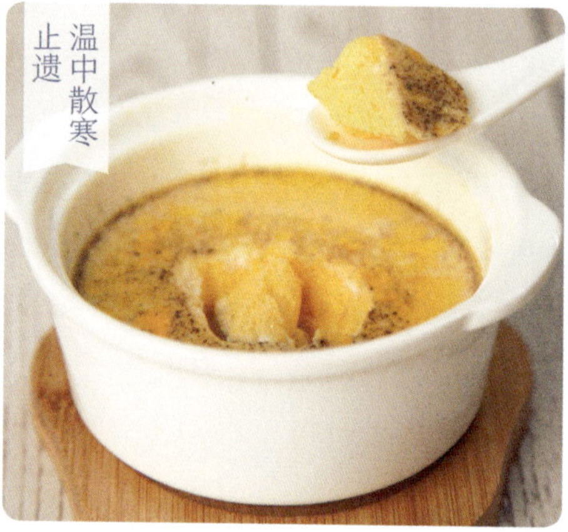

白胡椒蒸蛋

材料 鸡蛋 1 个，白胡椒末 1.5 克。

做法

1. 鸡蛋磕入碗中，倒入白胡椒末，搅匀蛋液。
2. 将鸡蛋隔水蒸熟即可。

功效 白胡椒能温阳散寒，与鸡蛋搭配，可以缓解小儿遗尿。

特效推拿方

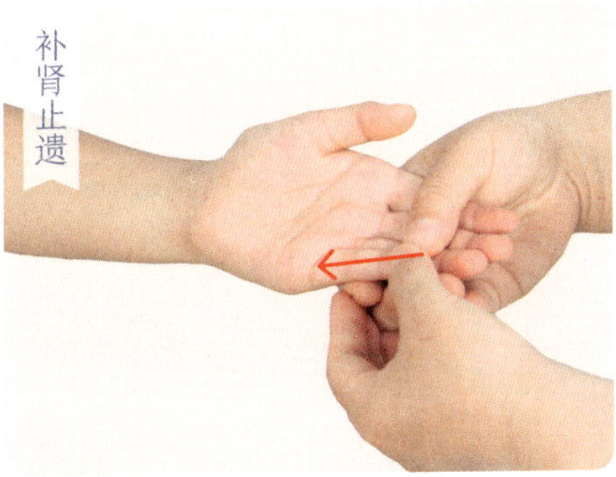

补肾经

取穴 小指掌面稍偏尺侧从指尖到指根成一直线。

方法 用拇指指腹从孩子小指尖向指根方向直推肾经 100 次。

功效 补肾强体，温阳止遗。可调理孩子小便失禁、尿频尿急、小便延迟等。

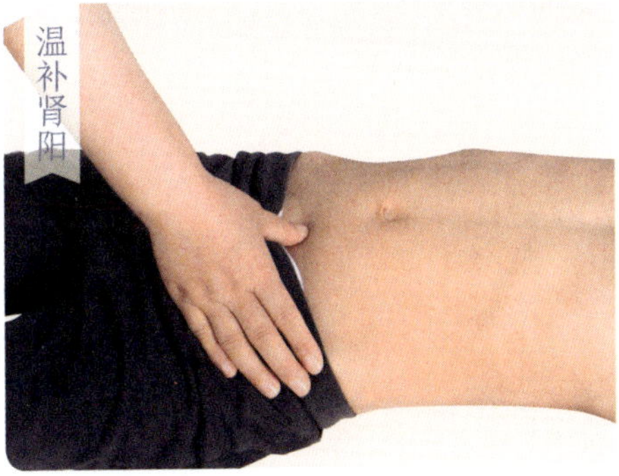

按揉关元穴

取穴 位于下腹部，脐下 3 寸，前正中线上。

方法 用掌心按揉孩子关元穴 3~5 分钟，动作要轻柔缓慢，以有热感为宜。

功效 补元气，温肾阳，可改善遗尿。

居家用药方

缩泉丸

功效 温肾祛寒，缩尿止遗。

适用病证 用于肾阳不足、下元虚冷所致睡中经常遗尿、神疲乏力、面色苍白、肢凉怕冷、腰腿酸软。

使用禁忌 忌食生冷食物。

禁忌人群 5 岁以下儿童禁用；感冒发热者禁用。

八味肾气丸

功效 温补肾阳，化气行水。

适用病证 用于儿童肾阳不足引起的小便频数、大便溏泻。

使用禁忌 忌食生冷、油腻食物。

禁忌人群 孕妇禁用；5 岁以下儿童禁用。

专题 宝宝四季食养小妙招

春防火

芹菜苹果汁

清肝泻火，疏肝理气

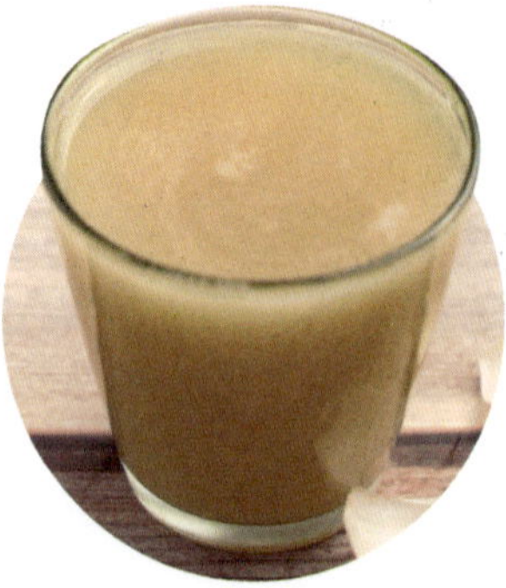

材料 芹菜段 100 克，苹果块 80 克。

方法 将芹菜段、苹果块一起放入榨汁机中打成汁即可。

夏防暑

山竹西瓜汁

清热利尿，解暑开胃

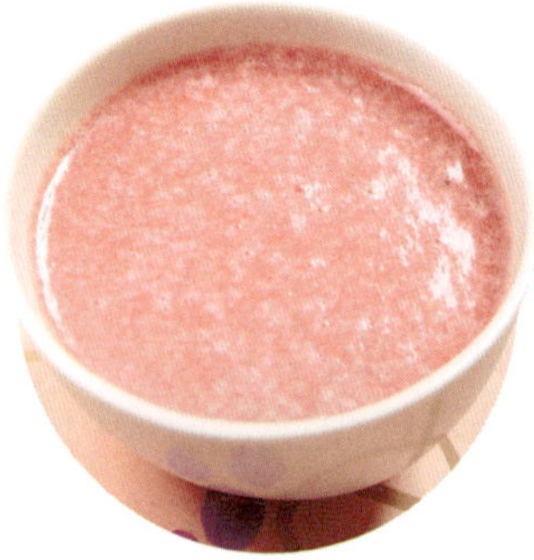

材料 山竹 3 个，西瓜 200 克。

方法 将西瓜去皮除子，切块；山竹去皮除核。把西瓜块和山竹肉一起放入榨汁机中搅打成汁即可。

秋润燥

润肺银耳汤

滋阴润燥，生津止咳

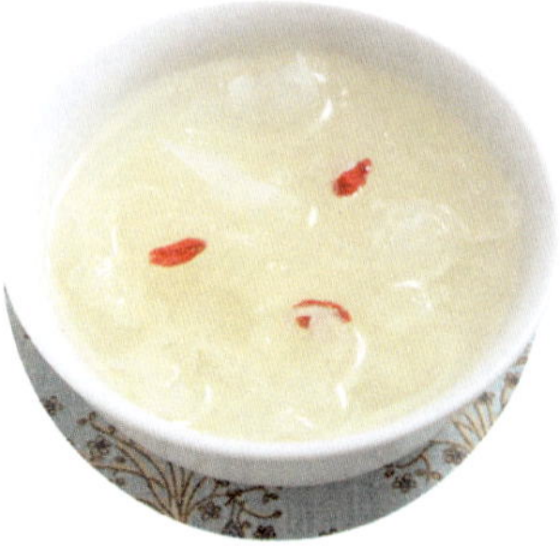

材料 干银耳、冰糖各 5 克，枸杞子 6 克。

方法 干银耳用温水泡发，去蒂，和其他材料一起放入清水锅中，大火煮沸后转小火煮熟即可。

冬抗寒

红糖生姜荷包蛋

温阳暖身，抵御寒邪

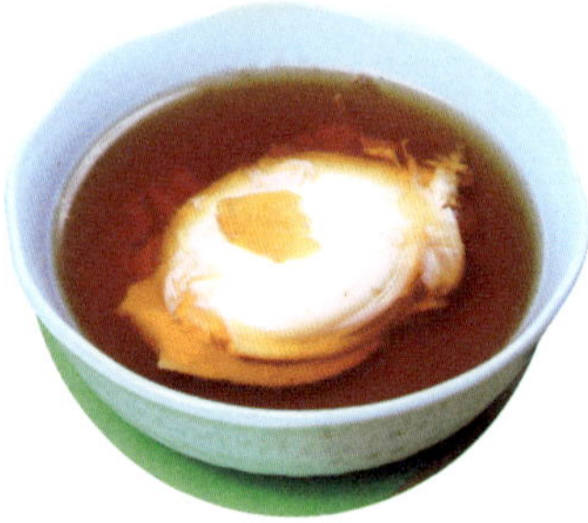

材料 鸡蛋1个，生姜、红糖各10克。

方法 生姜洗净，放入水中用小火煮 10 分钟。在姜水中磕入鸡蛋成荷包蛋，煮至鸡蛋浮起，加入红糖搅匀即可。

PART

9

养护老人

享长寿

骨质疏松 补肾活血，壮筋骨

中医认为"肾主骨，生髓"，肾精亏虚，身体虚弱，则骨质不坚；若肾气充盈，精血充足，则骨骼坚固。老年人肾气渐虚，更应注意强健骨骼，预防骨质疏松，减少骨折的发生。

精选食疗方

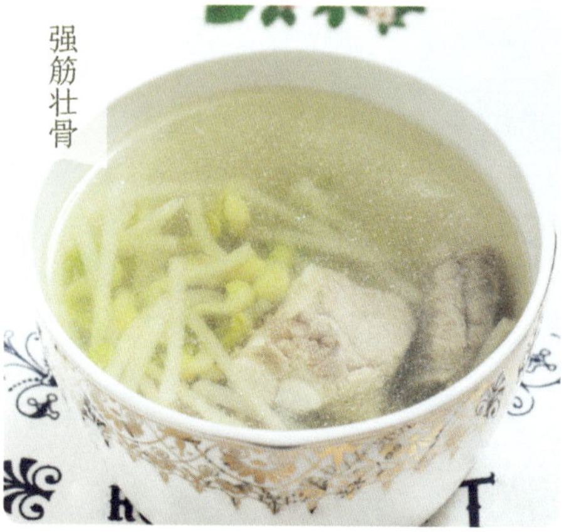

黄豆芽炖排骨

材料 黄豆芽、猪排骨各250克。

调料 料酒、盐、胡椒粉各适量。

做法

1. 猪排骨洗净，斩块；黄豆芽洗净，切段。
2. 猪排骨块用高压锅炖成汤；黄豆芽大火翻炒后倒入砂锅中，再加入排骨汤、料酒，用小火炖30分钟，放盐、胡椒粉调味即可。

功效 补钙，强壮筋骨。

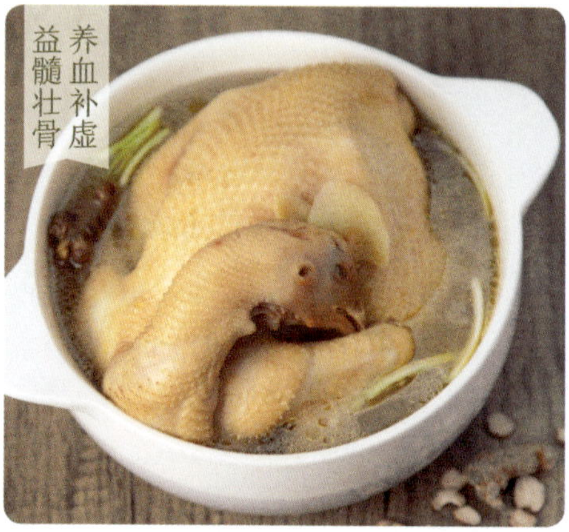

田七白芍蒸鸡

材料 田七、白芍各10克，鸡1只。

调料 料酒15克，姜片、葱段各8克，盐适量。

做法

1. 将鸡治净，斩块；田七洗净；白芍洗净，水煎后取煎液。
2. 取蒸碗，放入鸡块、田七、姜片、葱段，再加入白芍煎液、料酒、盐，盖盖，隔水蒸2小时，至鸡肉熟烂即可。

功效 养血补虚。

特效推拿方

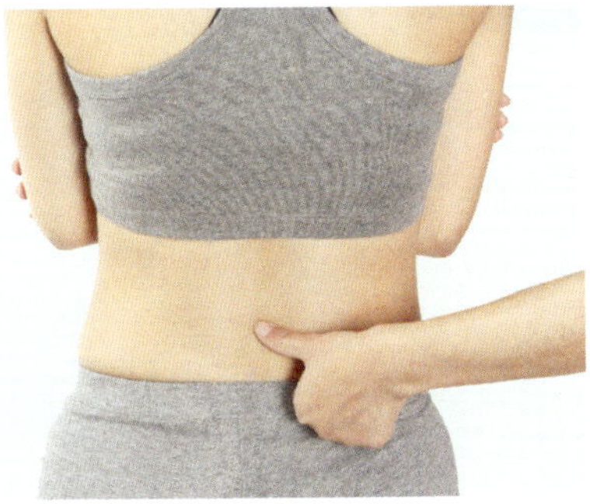

补肾壮骨

按揉命门穴

取穴 在腰部脊柱区，第 2 腰椎棘突下凹陷中，后正中线上。

方法 用拇指指腹按揉命门穴 3~5 分钟，以感觉酸胀发热为宜。

功效 助肾阳，强筋骨。可缓解肾阳不足导致的骨痛、腰软、乏力、肌肉僵硬。

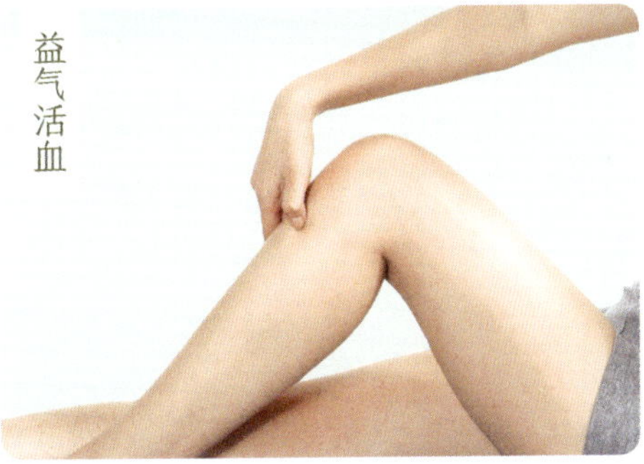

益气活血

按揉足三里穴

取穴 在小腿外侧，外膝眼下 3 寸，距胫骨前嵴约一横指处。

方法 用拇指指腹稍用力按揉足三里 3 分钟，以感觉酸胀为宜。

功效 益气活血，扶正培元。可以改善因气滞血瘀或外邪入侵导致的骨骼疼痛、腰背疼痛、活动受限等症状。

居家用药方

仙灵骨葆胶囊

功效 养肾壮骨，养肝活血。

适用病证 用于肝肾不足、瘀血阻络所致骨质疏松。

使用禁忌 忌烟酒及辛辣、生冷、油腻食物。

禁忌人群 重症感冒者禁用。

肾骨胶囊

功效 补钙健骨。

适用病证 用于老年人缺钙引起的骨质疏松、骨质增生、肌肉痉挛。

使用禁忌 忌食生冷、油腻食物。

禁忌人群 高血压患者慎用。

杨力教授答疑

问 预防老年人骨质疏松，日常可以吃些什么呢？

答 预防骨质疏松要保证钙的摄入充足，可以多吃一些富含钙的食物，比如牛奶、鱼类、乳制品等。同时还要补充维生素D，可以多吃深海鱼类、鱼肝油、蛋黄等食物。

腰椎间盘突出 养肝肾，强腰

腰椎间盘突出会引起腰部疼痛，活动受限、下肢麻木、肌肉无力等症状。中医认为，腰为肾之府，当肾虚不固、气滞血瘀，腰部筋脉痹阻就会导致疼痛无力。因此，缓解腰椎间盘突出的不适症状要从养护肝肾入手。

精选食疗方

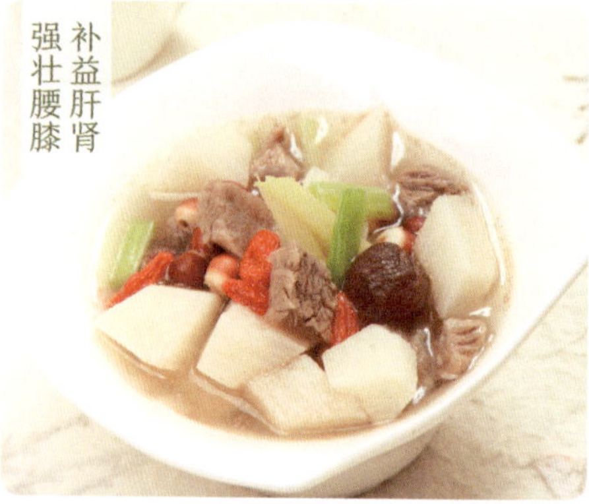

山药枸杞炖牛肉

材料 牛肉块（焯水）300 克，山药块200克，芡实15克，枸杞子、黄芪、桂圆肉各 10 克。

调料 葱段、姜片各少许，盐适量。

做法

① 锅内倒入适量清水，加入牛肉块、山药块、芡实、黄芪、葱段、姜片，大火烧开后转小火慢炖1.5小时。

② 放入桂圆肉、枸杞子，继续炖 20 分钟，加盐调味即可。

功效 益气血，强筋骨。

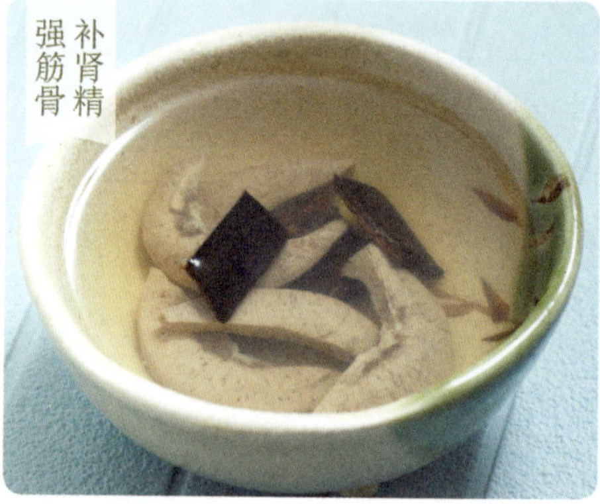

杜仲猪腰汤

材料 杜仲 10 克，猪腰 1 个。

调料 料酒 8 克，淀粉、盐各适量。

做法

① 猪腰切除白筋，洗净，切片，泡去血水，用淀粉、料酒、盐腌渍 10 分钟；杜仲洗净。

② 砂锅中加适量清水，放入猪腰片、杜仲，大火煮沸后转小火煎煮 40 分钟，至猪腰熟为止，加盐调味即可。

功效 补肝肾，强腰膝。

特效推拿方

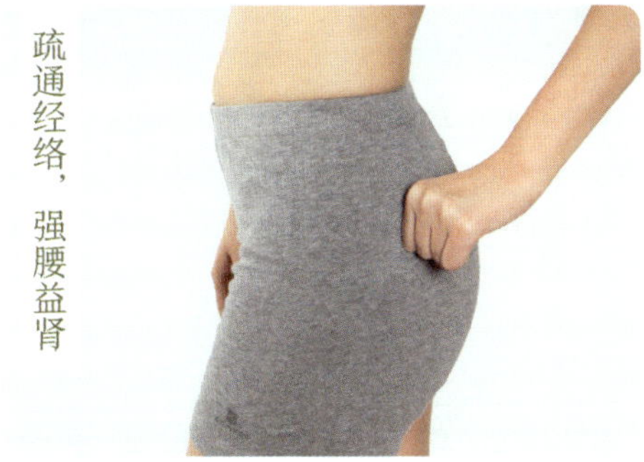

捶打环跳穴

取穴　位于臀部，股骨大转子最凸点与骶管裂孔连线的外1/3与内2/3交点处。站直，臀部用力，最凹陷的地方即是。

方法　两手握拳，手心向内，同时捶打两侧环跳穴各2分钟。

功效　利腰腿，止疼痛。

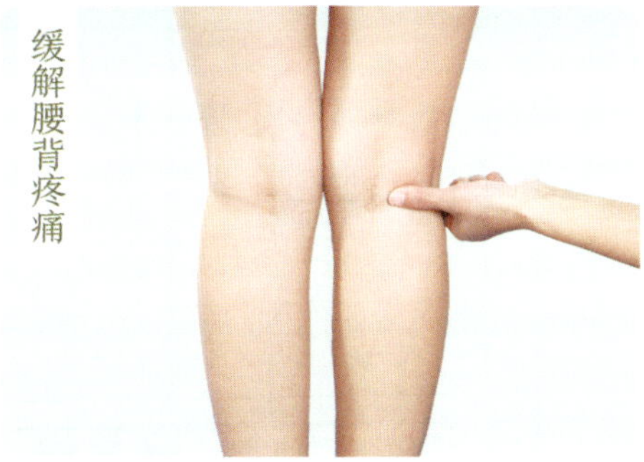

按压委中穴

取穴　位于膝盖后面，腿屈曲时腘窝横纹的中点。

方法　拇指指腹按压委中穴，一压一松为1次，连做1~2分钟，以稍感酸痛为宜。

功效　强腰健膝，舒筋活络。

居家用药方

独活寄生合剂

功效　补益肝肾，养血舒筋。

适用病证　用于肝肾不足导致的腰部冷痛、怕寒喜温、转侧不利、四肢乏力。

使用禁忌　忌食生冷、油腻食物。

禁忌人群　风湿热痹者慎用；孕妇禁用。

跌打丸

功效　活血化瘀，消肿止痛。

适用病证　用于腰痛如锥刺、痛处拒按、肌肉肿胀。

使用禁忌　忌食生冷、油腻食物。

禁忌人群　孕妇慎用。

杨力教授答疑

问　有腰椎间盘突出的人平常需注意什么？

答　生活中要注意调整坐姿，椅子离地面越低，腰椎压力越大。很软的沙发不宜久坐，建议坐高凳、选择硬靠背垫。另外，腰部保暖也很重要，若腰部受凉，会使疾病复发或加重。

风湿性关节炎 祛除风寒湿邪

中医认为，风湿性关节炎是风、寒、湿邪侵入人体，导致气血痹阻不通，不能濡养经络、肌肉、关节，出现关节疼痛、屈伸不利、肌肉酸楚等症状。尤其在天气潮湿、阴冷时症状会加重，日常除了要注意防寒保暖，也可以通过祛风散寒、除湿通痹的方式来调理。

精选食疗方

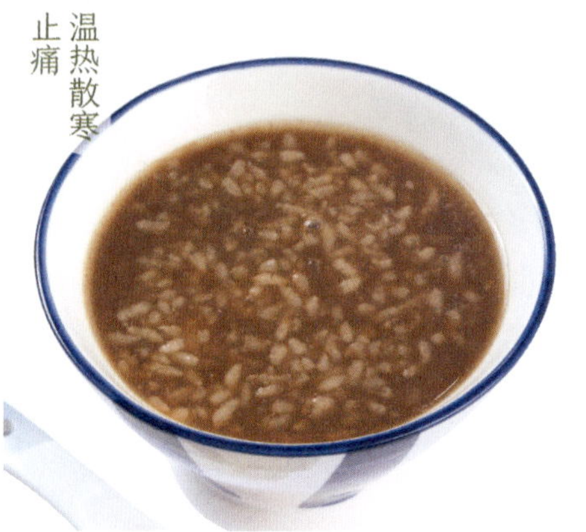

干姜花椒粥

材料 干姜 5 克，高良姜 15 克，花椒 3 克，大米 100 克。

调料 红糖适量。

做法

1. 将干姜、高良姜、花椒洗净，高良姜切成片，一起装进纱布袋中封口。
2. 将装好的药包与洗净的大米一起加清水煮沸，30 分钟后取出药包，加入红糖继续煮成粥即可。

功效 祛湿散寒，缓解关节疼痛。

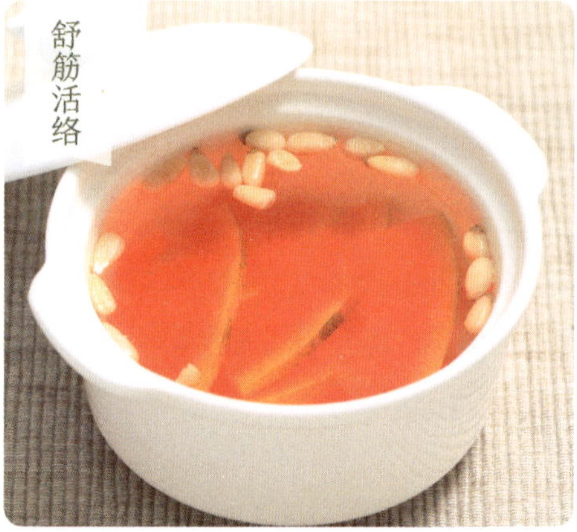

木瓜炖松仁

材料 木瓜 200 克，松子 10 克。

调料 冰糖适量。

做法

1. 木瓜去皮除子，切片；松子去壳，留仁。
2. 将木瓜片、松子仁放入炖盅内，加适量清水置于大火上烧沸，再用小火煮 25 分钟，加入冰糖煮化即可。

功效 木瓜具有舒筋活络、祛风除湿的功效。

特效推拿方

通络止痛

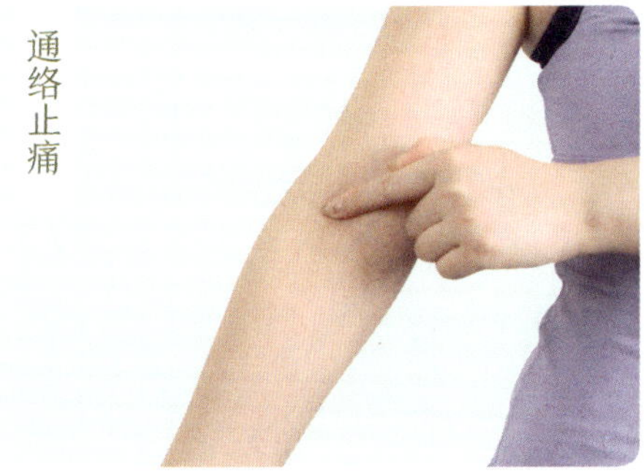

缓解关节疼痛

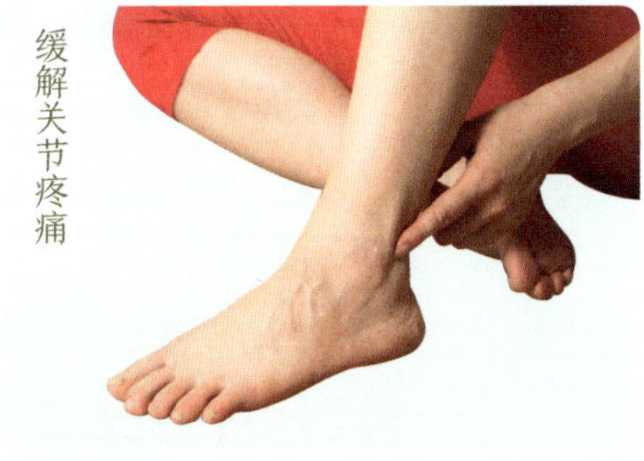

按揉尺泽穴

取穴 手心朝上，肘内侧横纹上偏外侧一个拇指宽的凹陷处。

方法 用食指指腹按揉对侧尺泽穴1~2分钟，以有疼痛酸胀感为宜。

功效 通络止痛。可改善关节肿胀或疼痛、活动受限、肌肉僵硬。

按揉昆仑穴

取穴 在足部外踝后方，外踝尖与跟腱之间的凹陷处。

方法 用食指指腹按揉昆仑穴1~3分钟，以有酸痛感为宜。

功效 行气活血，舒筋活络。可用于缓解下肢麻痹、腰膝不利、身体疼痛。

居家用药方

木瓜丸

功效 除湿通络，祛风散寒。

适用病证 用于风寒湿闭阻所致关节肿痛、活动受限、肢体麻木、关节变形，症状遇寒加重，得温则减。

使用禁忌 忌食生冷食物。

禁忌人群 风湿热痹者慎用。

小活络丸

功效 祛风除湿，活血止痛，化瘀通络。

适用病证 可用于风寒湿痹导致的肢体关节疼痛、肌肉酸楚、关节肿大、屈伸不利。

使用禁忌 忌食生冷、油腻食物。

禁忌人群 脾胃虚弱者慎用。

杨力教授答疑

问 调理风湿性关节炎，有没有好用的外敷方法？

答 取一个鸡蛋，将鸡蛋清倒出来，与10毫升红花油调和，调匀后涂在患处，直至药液被吸收、局部皮肤发热，再用水洗净，每天用2次。有活血化瘀、止疼痛的作用。

耳鸣 清肝补肾

中医认为，耳鸣主要是由两种原因导致的：一是肝郁化火，上扰头目，出现耳鸣耳聋，伴随头晕目眩、目赤肿痛、口苦咽干，调理重在清肝泻火；二是肾精不足，耳窍失养，出现耳鸣如蝉、听力下降，常伴有腰膝酸软、盗汗潮热、夜尿频繁等症状，调理关键在滋养肾阴、补益肾精。

精选食疗方

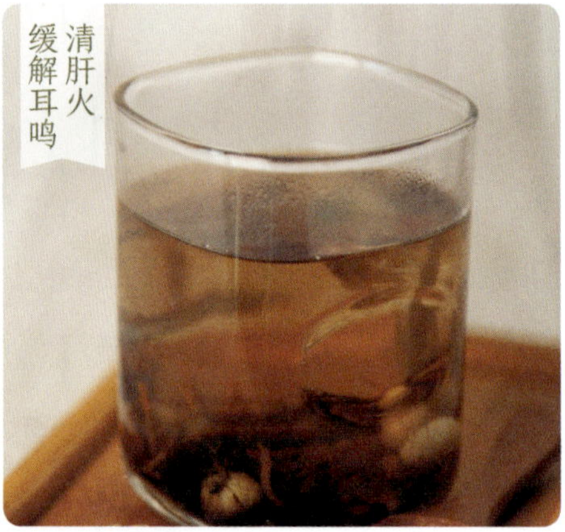

平肝清热茶

材料 龙胆草、川芎各2克，菊花3克，生地黄5克。

调料 红糖适量。

做法 将龙胆草、川芎、菊花、生地黄一起放入杯中，冲入沸水，盖盖闷泡约8分钟即可。

功效 龙胆草可以泻肝胆火，川芎可以行气活血，菊花能清肝火，生地黄能清热凉血。此茶饮对肝火上炎导致的耳聋、耳鸣、目赤、头痛等有一定的改善作用。

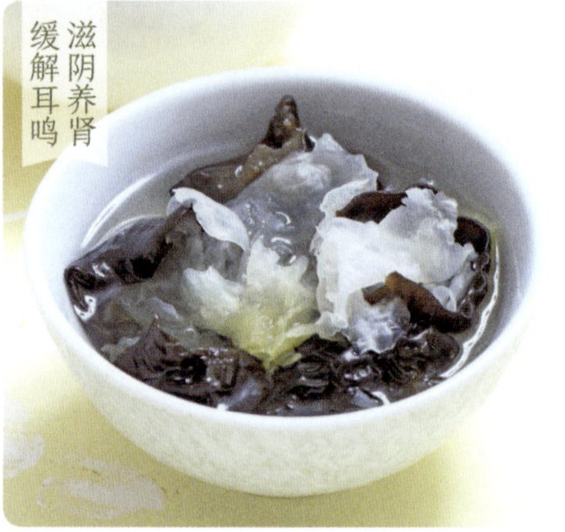

双耳汤

材料 干木耳、干银耳各5克。

调料 冰糖适量。

做法

❶ 干木耳、干银耳用水泡发，洗净，撕小朵。

❷ 将木耳、银耳、冰糖放入碗中，加入适量清水，将碗放入蒸锅中，隔水蒸1小时即可。

功效 双耳汤有滋阴补肾、和肝养血的作用，能调理肝肾阴虚引起的耳鸣。

特效推拿方

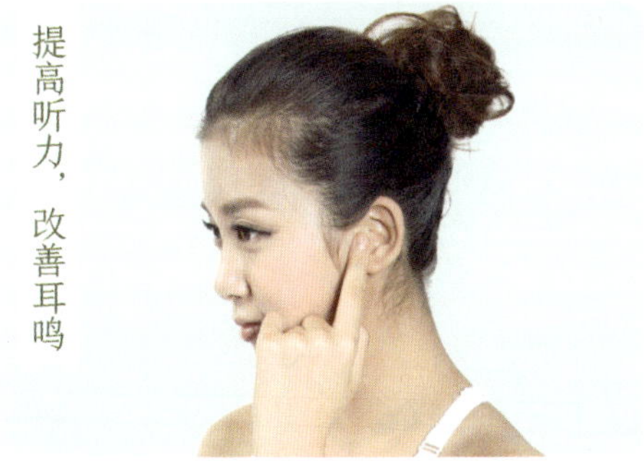

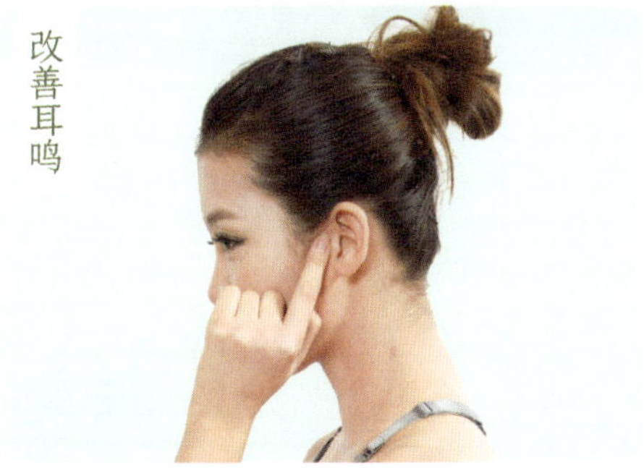

按揉听宫穴

取穴 位于面部，耳屏正中与下颌骨髁突之间的凹陷中，张口时凹陷更加明显。

方法 用食指指腹按揉听宫穴 2 分钟，以感觉酸胀为佳。

功效 聪耳开窍，宁心安神。可改善耳鸣、耳聋、牙痛、头昏。

按揉耳门穴

取穴 位于听宫穴垂直稍微往上一点。

方法 用食指指腹按揉耳门穴 2 分钟，以感觉酸痛为宜。

功效 通利耳窍。可缓解耳部异响、耳朵胀闷、听力下降。

居家用药方

通窍耳聋丸

功效 清肝泻火，宣通耳窍。

适用病证 可用于肝经热盛导致的耳聋耳鸣、面红目赤、口苦胸闷、大便燥结。

使用禁忌 忌食辛辣、油腻食物。

禁忌人群 脾胃虚寒者、孕妇禁用。

耳聋左慈丸

功效 滋养肾阴，平肝潜阳。

适用病证 用于肝肾阴虚导致的耳聋耳鸣、头晕目眩、腰膝酸软。

使用禁忌 忌食辛辣食物。

禁忌人群 突发耳鸣、耳聋者慎用。

杨力教授答疑

问 日常有什么方法能调理耳鸣吗？

答 有一个传统的保健按摩方法叫“鸣天鼓”。将两手掌心搓热后，紧按两耳外耳道，再用两手的食指、中指、无名指分别轻敲脑后枕骨，因发出的声音如同击鼓，故得此名。先左手叩击 24 次，后右手叩击 24 次，最后两手同时叩击 48 次。这个动作能激发肾气、醒脑聪耳。

健忘 补心脑，增强记忆力

老年人记忆力下降是一个普遍现象，大脑的运转速度减慢，就会容易忘事、思维迟钝，影响身心健康和生活质量。从中医角度调理，可以补心健脑、安神益智。

精选食疗方

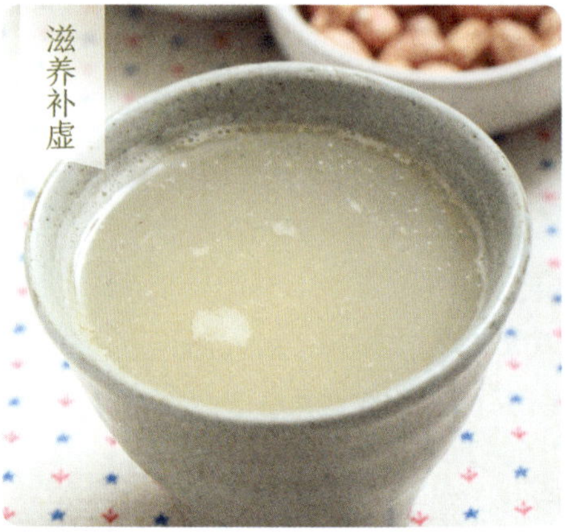

五仁茶

材料 花生仁、核桃仁、松子仁、栗子仁、薏米各20克。

做法 将所有材料磨成粉，混合均匀。取适量用开水冲泡，代茶饮即可。

功效 五仁茶可以益智补虚，有助于延缓记忆减退，预防老年健忘。

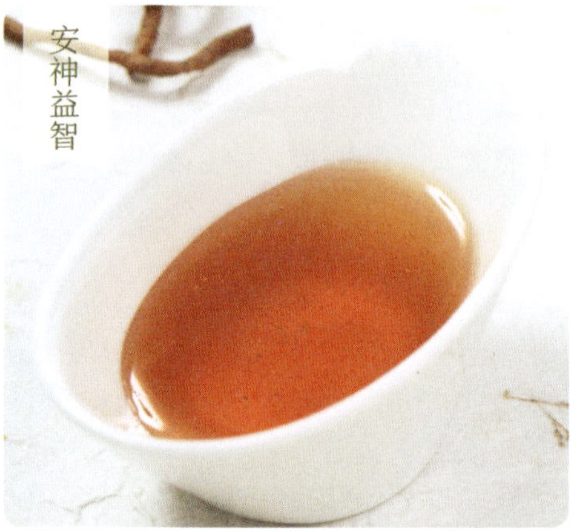

远志蜜膏

材料 远志100克，蜂蜜30克。

做法

❶ 远志水煎3次，将3次的药汁合并，用小火熬至浓缩。

❷ 加入蜂蜜，炼成膏状即可。

功效 远志有安神益智的功效，能缓解失眠、改善健忘。

提示 患有胃炎、胃溃疡的老人慎用。

特效推拿方

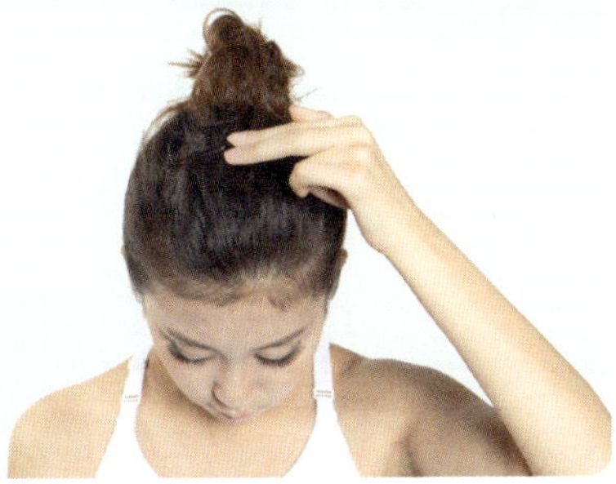

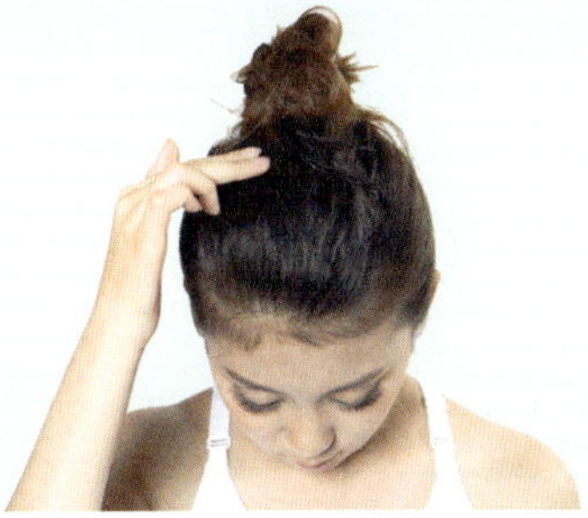

按揉百会穴

取穴 位于头顶，正中线和两耳尖连线的交点处。

方法 用食中二指指腹按揉百会穴3分钟，以有酸痛感为宜。

功效 调节脑部气血。有助于改善老年人记忆力下降、情绪不稳定。

按揉四神聪穴

取穴 在头顶部，百会穴前后左右各1寸处，共4穴。

方法 食、中二指并拢，每个穴位按揉2分钟，以有酸痛感为佳。

功效 健脑安神。可缓解健忘、失眠、头痛、眩晕。

居家用药方

健脑丸

功效 补肾健脑，养血安神。

适用病证 用于髓海空虚、脑失所养导致的记忆减退、失眠多梦、头晕目眩。

使用禁忌 忌食辛辣、生冷、油腻食物；不宜饭前服用。

禁忌人群 感冒发热者慎用。

抗脑衰胶囊

功效 益气养血，强身健脑。

适用病证 用于肾精不足、肝气血亏引起的健忘失眠、神疲乏力、心悸不安。

使用禁忌 忌食辛辣、生冷、油腻食物。

禁忌人群 感冒发热者慎用；哺乳期女性禁用。

杨力教授答疑

问 有什么方法能预防老年人健忘?

答 老年人可以进行一些简单的户外运动，比如打太极、散步，日常多跟同龄人沟通交流，这样能提高大脑的思维能力。也可以试着培养画画、下棋、唱歌等爱好，有助于保持大脑的活力，预防健忘。

专题

老人强身健体手指操

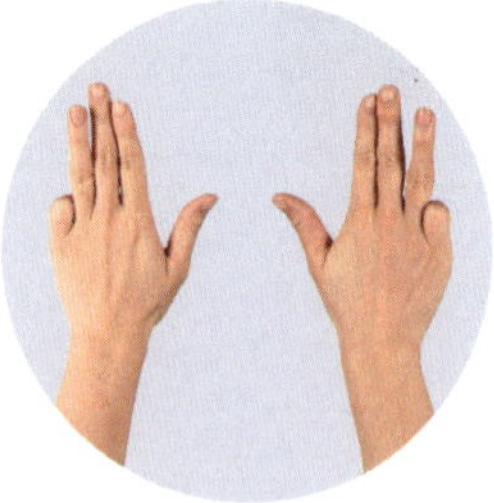

小指同步弯曲：增强肾功能

操作方法：双手同时弯曲活动小指，重复动作15次。

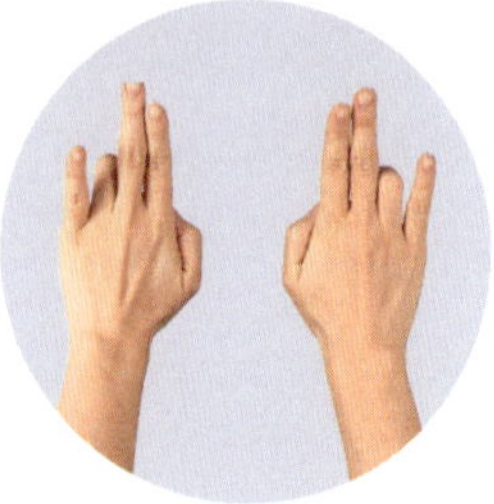

手指交替屈伸：增强体质

操作方法：以无名指为主，一起带动大拇指弯曲再伸直，其他三指不动。依次与食指、中指、小指做屈伸运动。双手配合，重复练习8~10次。

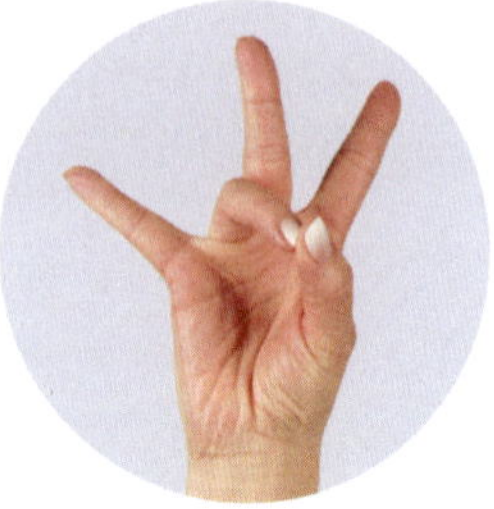

韩信点兵手指操：健脑益智，抗衰老

操作方法：五指张开，右手大拇指依次点食指1下，点中指4下，点无名指2下，点小指3下。再换左手重复动作。

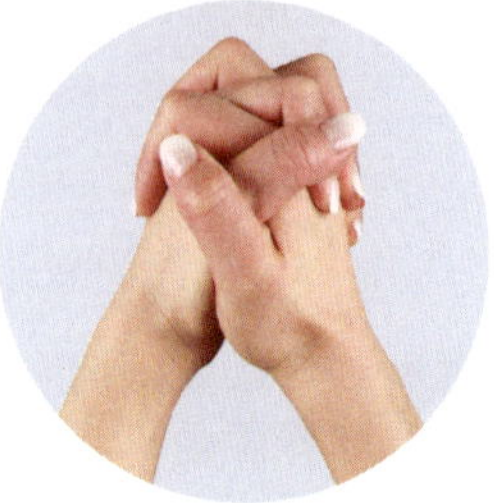

开合手掌：预防记忆力下降

操作方法：双手在胸前交叉紧握，然后双手分开，手指伸直，再紧握，此时要交换大拇指位置，然后分开。双手紧握时，要让手指根部交叉贴合在一起。重复练习，加快速度，交替进行20~30次。